Tai Chi para Diabetes

Qualidade de Vida e Bem-Estar

Dr. Paul Lam e Dr. Pat Phillips

Tai Chi para Diabetes
Qualidade de Vida e Bem-Estar

Tradução:
Karina Gerke

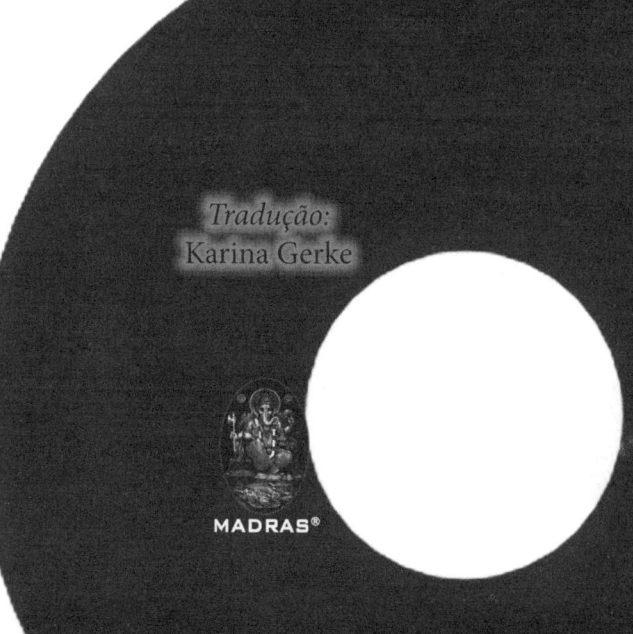

MADRAS®

Publicado originalmente em língua inglesa sob o título *Tai chi for diabetes*, por Rockpool Publishing.
© 2008, Paul Lam e Pat Phillips.
Direitos de edição e tradução para o Brasil, graças a um acordo com Rockpool Publishing, Austrália, 2014.
Tradução autorizada do inglês.
© 2014, Madras Editora Ltda.

Editor:
Wagner Veneziani Costa

Produção e Capa:
Equipe Técnica Madras

Tradução:
Karina Gerke

Revisão da Tradução:
Jefferson Rosado

Revisão:
Arlete Genari
Ana Paula Luccisano

Dados Internacionais de Catalogação na Publicação (CIP)
(Câmara Brasileira do Livro, SP, Brasil)

Lam, Paul
   Tai chi para diabetes : qualidade de vida e
bem-estar / Dr. Paul Lam e Dr. Pat Phillips ;
tradução Karina Gerke. -- São Paulo : Madras, 2014.
   Título original: Tai chi for diabetes
   Bibliografia.
   ISBN 978-85-370-0919-2

   1. Diabetes - Exercícios terapêuticos
   2. Diabetes - Tratamento alternativo
   3. Saúde - Promoção 4. Tai chi I. Phillips, Pat. II. Título.
14-05560   CDD-613.7148
   Índices para catálogo sistemático:
   1. Tai chi para diabéticos : Terapêutica 613.7148

É proibida a reprodução total ou parcial desta obra, de qualquer forma ou por qualquer meio eletrônico, mecânico, inclusive por meio de processos xerográficos, incluindo ainda o uso da internet, sem a permissão expressa da Madras Editora, na pessoa de seu editor (Lei nº 9.610, de 19.2.98).

Todos os direitos desta edição, em língua portuguesa, reservados pela

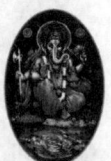

MADRAS EDITORA LTDA.
Rua Paulo Gonçalves, 88 – Santana
CEP: 02403-020 – São Paulo/SP
Caixa Postal: 12183 – CEP: 02013-970
Tel.: (11) 2281-5555 – Fax: (11) 2959-3090
www.madras.com.br

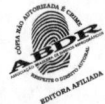

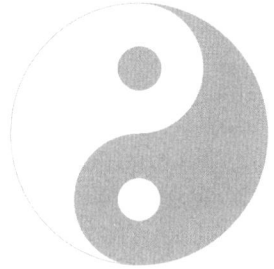

AGRADECIMENTOS

Somos gratos a Diabetes Austrália por nos permitir a reprodução de partes de sua inestimável publicação, *Diabetes and You: The Essential Guide* (segunda edição, 2002), e ao Centro de Diabetes do Hospital Queen Elizabeth por também nos permitir a reprodução do seu material informativo sobre diabetes.

Também gostaríamos de agradecer a nossa editora, Lisa Hanrahan, que tem uma energia e entusiasmo excepcionais, e a Mary Trewby, que deu vida e clareza ao texto.

– Paul Lam e Pat Phillips

Muitas pessoas contribuíram de forma significativa e é impossível citar todas elas. Obrigado aos meus amigos de tai chi, alunos e colegas que inspiraram e apoiaram este programa. Diabetes New South Wales e, especialmente, Lillian Jackson, a diretora do programa, e Alan Barclay, gerente de pesquisas, foram excepcionalmente solícitos e atenciosos.

Sou particularmente grato aos professores e alunos da minha escola de tai chi, Better Health Tai Chi Chuan Inc. Os agradecimentos também vão para a gerente, Anna Bennett, e sua equipe na Tai Chi Productions, e para minha agente nos Estados Unidos, Sheila Rae. Sou grato por sua dedicação a minha abordagem do tai chi e por ter tornado possível que eu me dedicasse a este livro. Minha família também contribuiu significativamente para este projeto – obrigado pelo apoio e amor.

– Paul Lam

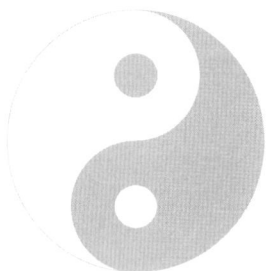

ÍNDICE

Apresentação 9
Introdução 11

Parte I

Capítulo 1 – Entenda a Diabetes 15
Capítulo 2 – Qualidade de Vida e Diabetes 32

Parte II

Capítulo 3 – O Poder Curativo do Tai Chi 73
Capítulo 4 – Prepare-se 83

Parte III

Capítulo 5 – Tai Chi para Diabetes – o Programa 107
    Qigong para diabetes 108
    Sequência básica 122
    Sequência avançada 150

Parte IV

Referências 187
Glossário 197

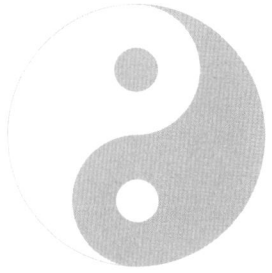

APRESENTAÇÃO

Os benefícios do tai chi à saúde são amplamente reconhecidos. Devido ao aumento do número de pessoas que convivem com a diabetes, e que poderiam melhorar sua qualidade de vida com todos os tipos de exercícios físicos, incentivamos que os diabéticos pratiquem esse exercício de baixo impacto.

Diabetes Austrália apoia a atividade física como uma parte fundamental no controle da diabetes. Pode ser um desafio para as pessoas com diabetes encontrar uma atividade adequada e praticar exercícios regularmente. Incluir atividades físicas ao seu cotidiano pode dar início à reversão do quadro diabético. O tai chi pode lhe dar essa oportunidade.

Dr. Paul Lam é um médico reconhecido e especialista em tai chi. Dr. Pat Phillips é diretor do Departamento de Endocrinologia no Central Northern Adelaide Health Service. Ele tem se dedicado a cuidar de pessoas com diabetes desde 1987, por meio de seu trabalho como endocrinologista e como editor-chefe da revista oficial *Conquest,* Diabetes Austrália.

Neste livro, Dr. Lam e Dr. Phillips combinaram seus conhecimentos para trazer ao leitor um programa de tai chi fácil de ser aprendido e informações completas sobre diabetes.

Ao longo dos anos, o programa de tai chi para diabéticos tem ajudado muitas pessoas com a doença. Eu espero que você o experimente e tenha resultados maravilhosos.

Dr. Gary Deed
Presidente, Diabetes Austrália

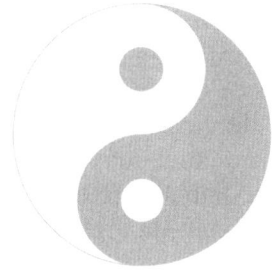

Introdução

Em 2000, um em cada quatro adultos australianos, o equivalente à população adulta de Melbourne, apresentou níveis alterados de glicose no sangue. Cerca de 200 mil neozelandeses, aproximadamente 18 milhões de americanos e 2 milhões de canadenses têm diabetes. Mundialmente, a diabetes é um problema de saúde mais sério que a Aids. Índices recentes da OMS (Organização Mundial da Saúde) mostram que 3 milhões de mortes por ano são atribuídas à diabetes.

Por que essa epidemia está acontecendo? O que podemos fazer para contê-la?

Os três principais fatores de risco para a diabetes são: aumento da idade (acima dos 40 anos), histórico de diabetes na família e o excesso de peso (obesidade). Um detalhe a mais em dois desses fatores de risco é o responsável pela epidemia: nos países ocidentais, há um aumento de pessoas com idade acima dos 40 anos, muitos de nós estamos acima do peso e somos sedentários.

Este livro é sobre como você pode reduzir o risco de diabetes, se você não tem a doença – e, se você tem, como pode superá-la. Vários estudos têm mostrado que, se você mudar seu estilo de vida, seu corpo funcionará melhor, você se sentirá melhor e aproveitará mais a vida.

O tai chi, uma prática ancestral dos chineses, pode ajudar na prevenção e na melhora do controle da diabetes. Este livro apresenta instruções passo a passo e ilustradas com fotos de cada movimento do tai chi especialmente concebido para o programa de prevenção e controle da diabetes.

Embora o Tai Chi para Diabetes tenha sido elaborado para quem tem diabetes, você não precisa ter a doença para praticar o programa. São excelentes exercícios de relaxamento que melhoram sua saúde e proporcionam qualidade de vida. Além disso, estudos têm mostrado que exercícios leves e uma dieta saudável podem realmente *evitar* que as pessoas desenvolvam a diabetes do tipo 2.

Se você é um profissional da área da saúde, pode recomendar aos pacientes o programa de tai chi como um programa de exercícios. Além disso, encontrará informações e recursos úteis para cuidar das pessoas com diabetes.

Como usar este livro

O livro está dividido em três partes. A Parte I traz informações sobre a diabetes e como lidar com o problema para que você possa desfrutar uma melhor qualidade de vida. A Parte II traz o detalhamento do programa de prevenção e controle da diabetes – se você estiver mais interessado na prática, pode simplesmente ler as introduções dos tópicos e ir direto ao programa. A qualquer momento você pode voltar para ler, em detalhes, sobre os fundamentos do tai chi. A Parte III traz uma lista de recursos úteis para ajudá-lo a viver bem com sua condição.

Consulte o seu médico sobre o programa e como ajustá-lo de acordo com sua condição física e necessidades específicas. Se você não tem um instrutor, por favor, siga as instruções e avance constante e calmamente. Aprender de maneira rápida uma série de movimentos do tai chi não lhe trará necessariamente maior benefício ou mais satisfação. Avance contínua e cuidadosamente. Você deve ler o capítulo 4, Prepare-se, antes de começar, para que entenda como praticar o programa com segurança e de maneira efetiva.

O tai chi é um tipo de exercício muito diferente da maioria dos exercícios ocidentais. A ênfase está nos movimentos lentos e mente atenta, e os movimentos seguem uma dinâmica circular em vez de uma em linha reta. A maioria das pessoas precisa de tempo para se acostumar com esses conceitos. Seja paciente com você mesmo e dê a si o tempo necessário para aprender cada capítulo antes de avançar em direção ao próximo. Você aproveitará melhor o programa e conseguirá muito mais benefícios se o praticar naturalmente e de maneira constante – essa é a essência do tai chi.

Uma observação para os instrutores de tai chi

O livro é útil como uma referência para que você entenda a diabetes e saiba como ensinar o programa de maneira segura e com bons resultados. Nós sugerimos que você leia todos os capítulos na sequência em que são apresentados, para um melhor entendimento sobre a doença e sobre o programa de prevenção e controle da diabetes.

Parte I

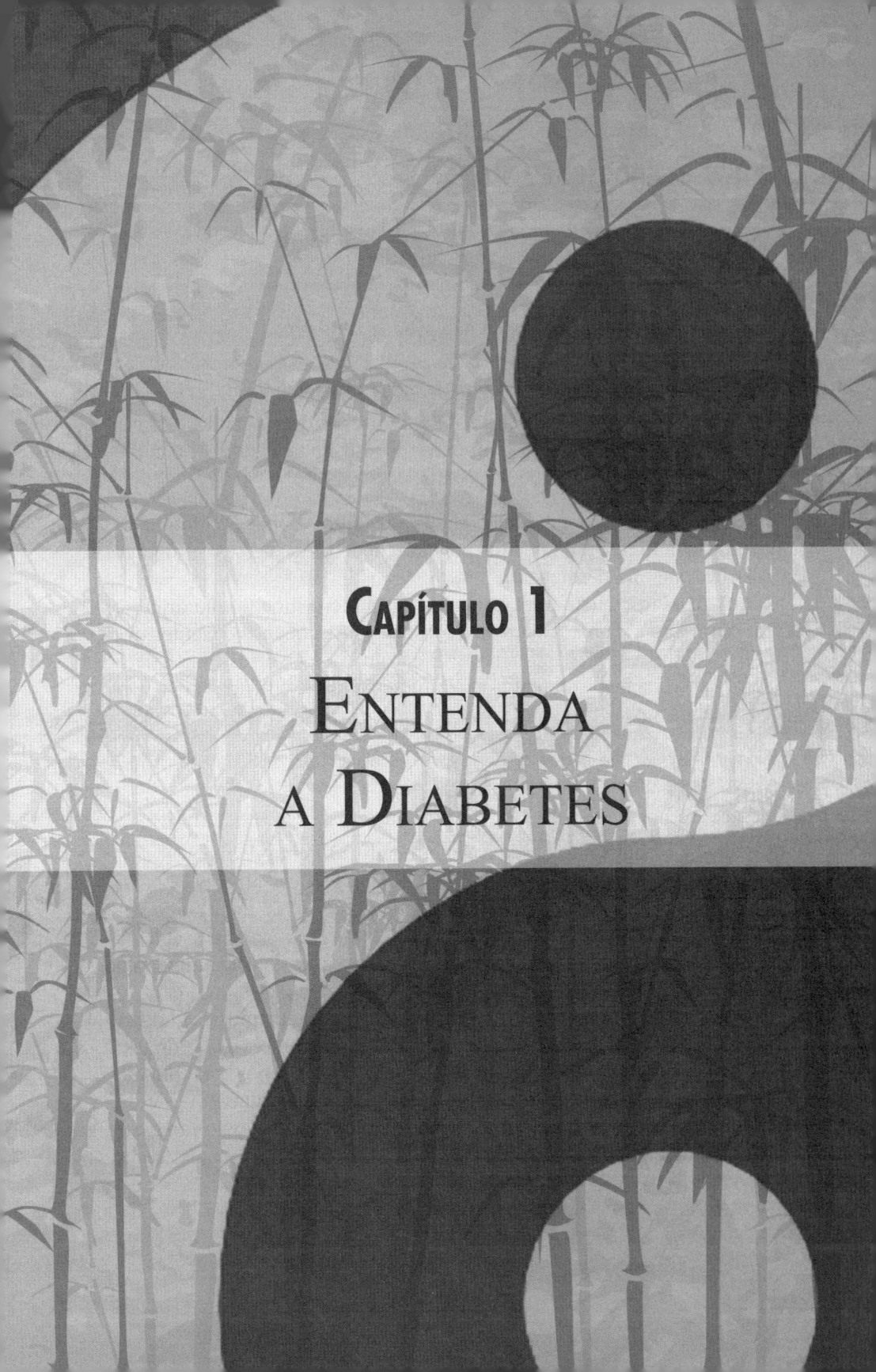

Capítulo 1
Entenda a Diabetes

O que é diabetes?

A diabetes surge quando não há insulina suficiente para que o organismo aproveite a glicose normalmente.
Existem três tipos principais de diabetes:

- tipo 1, quando o corpo não produz insulina;
- tipo 2, quando o corpo não produz insulina suficiente ou não usa a insulina que produz de maneira eficiente;
- gestacional, que ocorre durante a gravidez, quando existe a necessidade de um reforço na quantidade de insulina e o corpo não consegue produzir o suficiente.

A diabetes tipo 1 pode estar relacionada com outras doenças autoimunes que afetam a tireoide, o intestino delgado (doença celíaca) e o estômago (gastrites, anemia perniciosa).

A diabetes tipo 2 pode estar associada com hipertensão arterial, colesterol alto e a uma tendência à formação de pequenos coágulos nos vasos sanguíneos. Nas mulheres, a Síndrome dos Ovários Policísticos (com menstruações irregulares e a diminuição da fertilidade) pode preceder a diabetes.

Diabetes: o que há de errado?

A diabetes é conhecida desde a Antiguidade. O nome da doença, *diabetes mellitus,* vem do grego. *Diabetes – dia* significa "através" e *betes* "uma passagem" – refere-se à passagem pelo corpo de um grande volume de fluidos. *Mellitus* significa "mel". O nome expressa o problema básico na diabetes: a doçura provocada pelo excesso de açúcar na urina e em outros fluidos.

Seu corpo precisa de um açúcar especial que chamamos de *glicose*. O corpo produz glicose a partir de alimentos com amido – carboidratos, como pães e batatas – e a partir de outros açúcares – por exemplo, da sacarose (açúcar de mesa) ou da frutose (o açúcar das frutas). A glicose circula pelo corpo por meio do sangue: o nível de glicose no sangue é chamado de *glicemia*.

Uma questão de equilíbrio

A glicose no sangue pode ser controlada pelo equilíbrio entre o que aumenta os níveis de glicose (alimentos, estresse) e o que diminui a glicose no sangue (atividades, medicamentos).

Seu nível de glicose não deve ser nem muito alto nem muito baixo... apenas equilibrado.

Um nível alto, chamado de hiperglicemia, afeta todo o funcionamento do corpo.

O que fica comprometido:

- Você se sente cansado e sonolento.
- Os fluidos corporais ficam desequilibrados por causa dos altos níveis de glicose.
- Os cristalinos dos seus olhos sofrem alterações e você apresenta visão embaçada.
- Os rins filtram o sangue recebendo mais glicose do que o habitual. Pelo fato de essa glicose ter de sair do seu corpo, você produz urina em excesso (poliúria); e, portanto, precisa de mais água, tem muita sede e bebe muita água (polidipsia).
- Seu corpo perde a glicose produzida a partir dos alimentos. Consequentemente, você perde peso, sente fome e come mais (polifagia).

Um baixo nível de glicose, conhecido como hipoglicemia, também afeta seu corpo, especialmente o cérebro, que utiliza a glicose. Seu cérebro não gosta de sentir falta da glicose. Ele envia sinais urgentes ao corpo:

- Você sente fome.
- Você fica com o raciocínio comprometido.
- Você fica trêmulo.

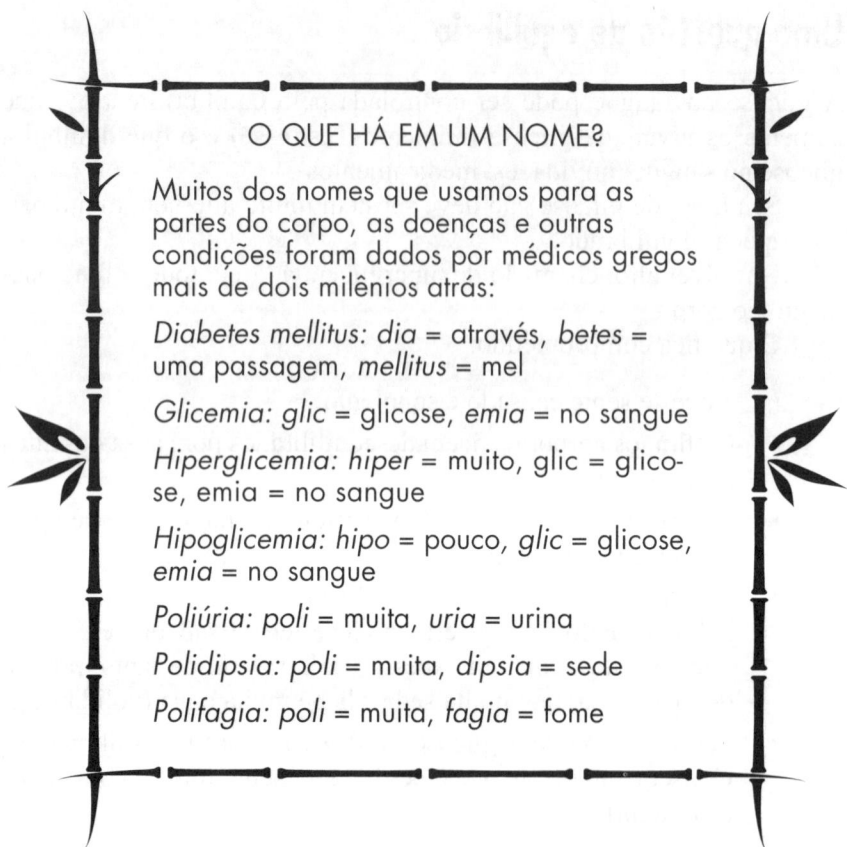

O QUE HÁ EM UM NOME?

Muitos dos nomes que usamos para as partes do corpo, as doenças e outras condições foram dados por médicos gregos mais de dois milênios atrás:

Diabetes mellitus: dia = através, *betes* = uma passagem, *mellitus* = mel

Glicemia: glic = glicose, *emia* = no sangue

Hiperglicemia: hiper = muito, *glic* = glicose, *emia* = no sangue

Hipoglicemia: hipo = pouco, *glic* = glicose, *emia* = no sangue

Poliúria: poli = muita, *uria* = urina

Polidipsia: poli = muita, *dipsia* = sede

Polifagia: poli = muita, *fagia* = fome

De onde vem a glicose?

As refeições que você faz incluem: *proteínas* – para o crescimento e reparação corporal; *gorduras* – que concentram muitas calorias; e carboidratos – alimentos com amido e açúcares. Cada um é composto por unidades simples.

O amido, que é composto por centenas de unidades menores aglomeradas, é um carboidrato complexo. As unidades menores no amido são os açúcares, como a glicose e a frutose; eles são os carboidratos simples.

A comida é digerida pelos sucos gástricos. O amido é transformado em açúcar, que o fígado transforma em glicose. Seu corpo não pode transformar palha em ouro (lembre-se do conto de fadas Rumpelstiltskin) – mas pode transformar pão em glicose.

A insulina entra na história

O amido foi transformado em glicose, que está circulando pela corrente sanguínea. No entanto, a glicose tem de sair da corrente sanguínea e ir em direção aos tecidos corporais. Esse trabalho é feito pelas células nos tecidos: células cerebrais – para que você possa pensar; células do coração – para que seu sangue possa ser bombeado; células musculares – para que você possa caminhar.

Contudo, essas células precisam de um gatilho. A insulina abre as portas – os canais de glicose – que permitem que a glicose vá do sangue às células.

A insulina é produzida no pâncreas, uma glândula localizada logo abaixo e atrás do estômago, entre o duodeno e o baço. A maioria das células do pâncreas produz enzimas digestivas, mas algumas delas (as células betas) produzem insulina, que viaja pelo sangue e diz aos nutrientes para onde devem ir.

Mantendo o equilíbrio

Seu corpo é muito inteligente. Um nível elevado de glicose no sangue faz com que o pâncreas produza mais insulina. A insulina abre os canais de glicose, que flui no sangue em direção às células. A glicose no sangue cai e o corpo volta ao seu equilíbrio.

Em repouso, as células não precisam de muita glicose. Os canais de glicose não abrem com facilidade se houver pouca insulina presente.

Após uma refeição que contém carboidrato, aumenta a taxa de glicose no sangue; o pâncreas libera insulina, o que abre os canais de glicose e as células aproveitam essa glicose.

Quando em atividade, as células musculares precisam de glicose. Não há muita insulina, mas a necessidade de glicose nas células estimula e abre os canais de glicose, permitindo que ela seja transportada.

Na diabetes, os níveis de insulina estão baixos ou a insulina produzida não funciona corretamente. Os canais de glicose são fechados. Isso significa que a glicose se acumula no sangue e causa problemas.

Encontrando o equilíbrio

O objetivo do tratamento da diabetes é manter a glicose equilibrada no sangue e dentro de uma faixa normal – porque esse equilíbrio não é mais atingido automaticamente pelo próprio organismo. Pessoas com diabetes devem organizar e administrar a alimentação e o estresse, a insulina, os medicamentos e os exercícios. O que precisa ser equilibrado:

- o que eleva a glicemia – alimentação e estresse;
- o que reduz a glicemia – exercícios e insulina/comprimidos.

Se esse equilíbrio é bem-sucedido, a glicemia não fica muito alta (hiperglicemia) ou muito baixa (hipoglicemia), mas permanece na faixa saudável.

Altas e baixas

Os níveis de glicose sobem e descem ao longo do dia.

Os níveis de glicose no sangue sobem cerca de duas horas após as refeições ou quando você está sob estresse.

Os níveis de glicose no sangue diminuem antes das refeições, após exercícios, às vezes no meio da noite e outras vezes quando há um longo intervalo entre as refeições.

O que você está buscando?

O problema básico da diabetes é que os níveis de açúcar no sangue aumentam. Essa química alterada pode danificar seu corpo. Por essa razão, é importante controlar a glicose no sangue para evitar problemas.

Todo mundo é diferente. Você e sua equipe médica trabalharão juntos para atingir suas metas pessoais. O ideal seria que atingíssemos os níveis que ocorrem em pessoas sem a diabetes, pois acreditamos que isso minimiza os problemas a longo prazo. Muitas vezes, porém, é impossível chegar a esse controle ideal, e tentando constantemente você pode provocar oscilações da glicose no sangue entre os níveis altos e baixos. Trata-se de uma questão de equilíbrio, que seja o melhor para você.

Os tipos de diabetes

A causa básica da diabetes é a mesma: a ação da insulina não é suficiente para controlar o metabolismo. No entanto, há três tipos principais de diabetes.

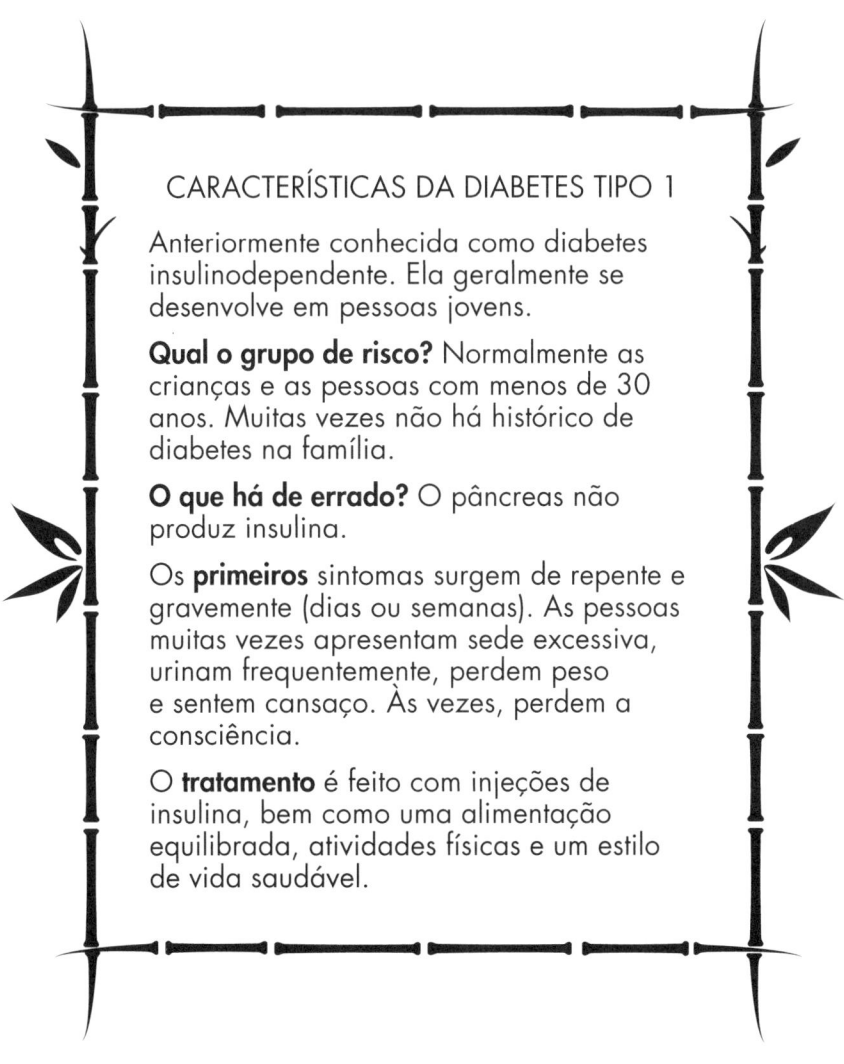

CARACTERÍSTICAS DA DIABETES TIPO 1

Anteriormente conhecida como diabetes insulinodependente. Ela geralmente se desenvolve em pessoas jovens.

Qual o grupo de risco? Normalmente as crianças e as pessoas com menos de 30 anos. Muitas vezes não há histórico de diabetes na família.

O que há de errado? O pâncreas não produz insulina.

Os **primeiros** sintomas surgem de repente e gravemente (dias ou semanas). As pessoas muitas vezes apresentam sede excessiva, urinam frequentemente, perdem peso e sentem cansaço. Às vezes, perdem a consciência.

O **tratamento** é feito com injeções de insulina, bem como uma alimentação equilibrada, atividades físicas e um estilo de vida saudável.

Tipo 1

Na diabetes tipo 1, o sistema imunológico não reconhece as células pancreáticas que produzem insulina (células beta). Em vez disso, trata--as como se fossem invasoras e as destrói.

O sistema imunológico também pode não reconhecer outras partes do corpo e as destruir. Isso é mais comum em pessoas com diabetes tipo 1 e afeta particularmente a glândula tireoide (causando muita ou pouca atividade) e o tecido que reveste o intestino (causando má absorção de nutrientes, doença celíaca, inflamação, má absorção de vitamina B12 e anemia perniciosa).

Se outros membros da família têm diabetes tipo 1, e/ou tiveram problemas com a tireoide, têm doença celíaca ou anemia perniciosa, é bom que você verifique o risco de desenvolver a doença. O seu médico pode solicitar um exame de sangue que procure por indicadores da destruição imunológica (anticorpos), revelando se você pode desenvolver um ou mais desses problemas.

A diabetes tipo 1 geralmente se desenvolve de repente, sem qualquer aviso prévio. Muitas vezes atinge pessoas jovens, que sentem sede excessiva e necessidade de urinar com frequência.

A diabetes tipo 1 deve ser tratada com a maior seriedade. Por enquanto, as injeções de insulina são o único tratamento conhecido. Contudo, com o tratamento e os cuidados adequados, muitas pessoas com a diabetes tipo 1 levam uma vida normal e produtiva. Um bom controle da doença – insulina combinada com exercícios físicos e uma dieta saudável – tem o objetivo de manter a glicose no sangue dentro dos limites normais.

Novas descobertas estão sendo feitas. Um exemplo é um pequeno dispositivo que funciona quase como um pâncreas artificial e pode ser implantado sob a pele. A insulina também pode ser administrada por *spray* nasal, em vez de injeção.

O programa de tai chi para prevenção e controle da diabetes é adequado para as pessoas com diabetes tipo 1. Antes de iniciar o programa, você deve discuti-lo com sua equipe médica.

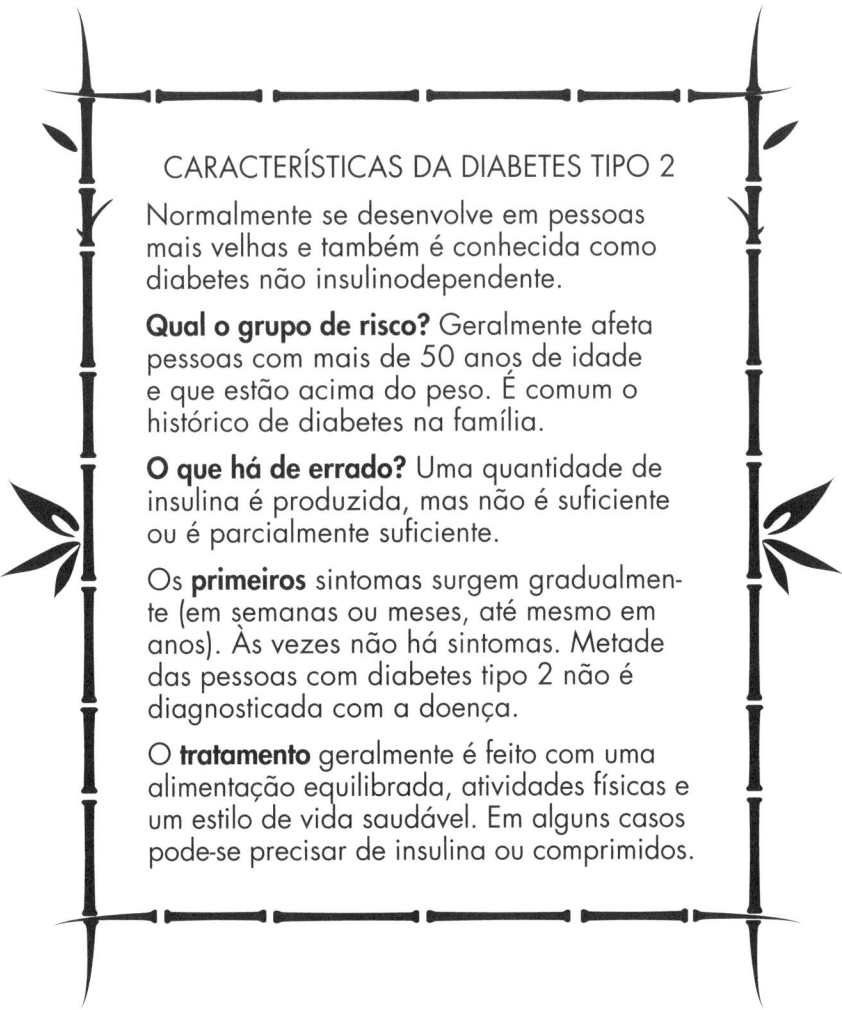

CARACTERÍSTICAS DA DIABETES TIPO 2

Normalmente se desenvolve em pessoas mais velhas e também é conhecida como diabetes não insulinodependente.

Qual o grupo de risco? Geralmente afeta pessoas com mais de 50 anos de idade e que estão acima do peso. É comum o histórico de diabetes na família.

O que há de errado? Uma quantidade de insulina é produzida, mas não é suficiente ou é parcialmente suficiente.

Os **primeiros** sintomas surgem gradualmente (em semanas ou meses, até mesmo em anos). Às vezes não há sintomas. Metade das pessoas com diabetes tipo 2 não é diagnosticada com a doença.

O **tratamento** geralmente é feito com uma alimentação equilibrada, atividades físicas e um estilo de vida saudável. Em alguns casos pode-se precisar de insulina ou comprimidos.

Tipo 2

Na diabetes tipo 2, o corpo é resistente à insulina e o pâncreas não consegue vencer essa resistência.

A diabetes tipo 2 é frequentemente associada ao excesso de peso e ao acúmulo de gordura ao redor do abdômen. Esse tipo de distribuição de gordura corporal pode estar associado a outros problemas, em particular com a hipertensão arterial, colesterol alto e a uma tendência à formação de pequenos coágulos nos vasos sanguíneos. Algumas mulheres que tiveram menstruações irregulares, problemas de infertilidade e talvez cistos nos ovários (Síndrome dos Ovários Policísticos) posteriormente desenvolveram a diabetes tipo 2.

Se você tem diabetes tipo 2, corre um risco maior de ter coágulos nos vasos sanguíneos; sua pressão arterial e os níveis de colesterol precisam ser verificados regularmente, e seu médico o alertará sobre um tratamento para reduzir a tendência de coágulos nos vasos sanguíneos. Se você já teve a Síndrome dos Ovários Policísticos, tem maiores chances de desenvolver a diabetes; então, por favor, peça ao seu médico que verifique seus níveis de glicose anualmente.

O tipo 2 é de longe a diabetes mais comum. Cerca de 90% das pessoas com diabetes têm esse tipo da doença. Geralmente lenta no início, a diabetes tipo 2 era chamada de "diabetes da maturidade", porque afeta principalmente as pessoas com mais de 50 anos.

Neste tipo de diabetes, ou o corpo não produz insulina suficiente ou a insulina produzida não é tão eficiente quanto deveria ser. A diabetes tipo 2 é causada por um estilo de vida pouco saudável – falta de atividades físicas e uma dieta desequilibrada – e predisposição genética. Infelizmente, nos últimos anos, as pessoas mais jovens estão sendo afetadas por essa doença, e isso pode ser atribuído a hábitos pouco saudáveis. A doença pode ser prevenida com uma boa dieta e exercícios leves.

Várias pessoas com a diabetes tipo 2, muitas vezes, não sabem que têm a doença, pois não há sintomas até que a enfermidade atinja os estágios avançados. O diagnóstico e o tratamento precoce são essenciais para evitar danos significativos e irreversíveis para o corpo, por isso faça *check-ups* regulares.

Exercícios físicos e dieta são as bases do tratamento. Aproximadamente 50% das pessoas com diabetes tipo 2 são tratadas inicialmente com uma dieta mais saudável e exercícios físicos regulares e não necessitam de medicação. Outros tratamentos incluem medicação oral e injeção de insulina.

O Programa de Tai Chi para Diabetes é adequado para pessoas com diabetes tipo 2, mas verifique antes com seu médico.

Gestacional

A diabetes gestacional é um tipo de diabetes que se desenvolve durante a gravidez. Geralmente ocorre por volta da metade da gestação e afeta 3% das mulheres grávidas.

Durante a gravidez, o corpo produz muitos tipos diferentes de hormônios. Esses hormônios podem bloquear a ação da insulina no corpo, provocando uma "resistência à insulina". Na diabetes gestacional, há altos níveis de glicose na corrente sanguínea.

Verificou-se que a probabilidade de se desenvolver a diabetes gestacional aumenta nas mulheres que:

- tiveram diabetes gestacional anteriormente;
- têm histórico de diabetes na família;
- estão acima dos 30 anos de idade;
- estão acima do peso;
- tiveram bebês grandes (com mais de 4 kg);
- tiveram bebês natimortos sem causa diagnosticada ou sofreram um aborto.

A diabetes gestacional geralmente aparece após o nascimento. No entanto, é muito importante continuar fazendo exames para o diagnóstico da diabetes cada ano após o parto, antes de parar a contracepção e antes de tentar engravidar novamente. O acompanhamento é necessário, pois as mulheres que tiveram diabetes gestacional têm um risco elevado de desenvolver a diabetes tipo 2.

Outros problemas de saúde relacionados

Pré-diabetes

Também conhecida como intolerância à glicose e glicemia de jejum alterada. Nesta condição, as pessoas têm o nível de açúcar no sangue elevado, mas não o suficiente para ser classificado como diabetes.

Pessoas com pré-diabetes estão sujeitas a desenvolver a diabetes tipo 2 em cinco a dez anos, se as medidas preventivas não forem adotadas. Exercícios leves e uma dieta saudável podem prevenir a diabetes em cerca de 60% das pessoas diagnosticadas com a pré-diabetes.

Estimativas mostram que, entre 1988 e 1994, 40,1% da população americana com idade entre 40 e 74 anos tinham pré-diabetes. Cerca de 2 milhões de australianos tinham pré-diabetes em 2004.

Por que nos tornamos diabéticos?

Não se sabe exatamente como as pessoas desenvolvem a diabetes tipo 1. Não está claro por que o sistema imunológico não reconhece as células beta que produzem insulina no pâncreas, trata-as como se fossem invasoras e as destroem. A diabetes tipo 2 é causada principalmente por um estilo de vida pouco saudável.

Podemos prevenir a diabetes?

Sabemos que as pessoas que são menos ativas correm mais riscos de desenvolver a diabetes. Muitos estudos científicos têm mostrado que exercícios leves e uma dieta saudável podem prevenir a doença. Em pessoas com excesso de peso, a perda de cinco a dez quilos em um ano, juntamente com exercícios leves e regulares, têm reduzido o risco de desenvolver a diabetes de tipo 2 em cerca de 60% dos casos.

O tai chi é um exercício leve com ênfase no relaxamento mental. Ele também pode ajudar a prevenir a diabetes. Um dos problemas com os exercícios físicos é que a maioria das pessoas não os pratica regularmente. O programa de tai chi para prevenção e controle da diabetes foi desenvolvido para ser agradável e conquistar vários adeptos – muitas pessoas continuam a praticá-lo por anos.

Se não gostamos de fazer alguma coisa, ou se não a fazemos bem, temos a tendência de evitá-la a todo custo. Isso é o que acontece frequentemente com a atividade física. As pessoas que não têm muita facilidade ou coordenação tendem a se sair mal nos esportes e, portanto, aproveitam menos. Imagine um homem com pouca coordenação e que caminha um pouco desajeitado. Talvez, desde a infância, as pessoas zombassem da maneira como ele anda. É bastante provável que inconscientemente ele evite caminhar para evitar ser ridicularizado. É provável também que evite outras atividades e esportes.

Vemos em nossa prática que muitas pessoas com diabetes estão menos interessadas e menos receptivas a aderirem a um programa de exercícios. Tai chi para Diabetes foi planejado para melhorar a coordenação e pode ser aprendido de maneira relativamente rápida. Ao se exercitar regularmente, diminuirá de maneira significativa a chance de desenvolver a diabetes. Veja o capítulo 4, Prepare-se, que lhe dá as dicas básicas sobre como começar e manter a prática.

Desafios à saúde dos diabéticos

Possíveis complicações da diabetes a longo prazo

O principal objetivo do tratamento da diabetes é adiar ou prevenir problemas e complicações que possam surgir por causa dos níveis elevados ou baixos de glicose no sangue. Alguns problemas podem ocorrer repentinamente, como a hiperglicemia ou a hipoglicemia (veja páginas 17-18).

Níveis elevados de glicose no sangue causam danos ao corpo. Os órgãos mais afetados são o coração, os vasos sanguíneos, os rins, os olhos e os nervos.

Danos aos pequenos vasos sanguíneos e nervos
Constantes níveis elevados de glicose no sangue podem causar danos aos pequenos vasos sanguíneos e nervos. Isso é muito comum em pessoas com diabetes e é o primeiro sinal das muitas complicações da doença. Danos aos vasos sanguíneos podem causar: doenças renais, complicações oculares e danos aos nervos.

Danos aos grandes e médios vasos sanguíneos
Danos no revestimento dos grandes e médios vasos sanguíneos levam ao endurecimento e ao bloqueio das artérias (grandes vasos sanguíneos) e podem resultar em:

- ataque cardíaco;
- acidente vascular cerebral (AVC);
- cicatrização lenta de cortes e arranhões nos pés;
- hipertensão;
- disfunção erétil nos homens;
- dor na parte inferior das pernas.

Coração
O risco de doença cardíaca aumenta nas pessoas que têm diabetes. Doenças cardíacas surgem quando as artérias que fornecem sangue para os músculos do coração tornam-se estreitas por causa do depósito de colesterol e são danificadas pela falta de controle do diabetes. Se o estreitamento das artérias diminui muito o fornecimento de sangue para

o coração, o músculo cardíaco pode ser danificado. Se os vasos ficam bloqueados, essa condição pode provocar um ataque cardíaco.

Hipertensão, excesso de gordura no sangue (colesterol e triglicérides) e tabagismo também podem aumentar o risco de doenças cardíacas.

Procure um médico imediatamente se sentir dores no peito ou falta de ar.

Rins
Doenças renais são muito comuns em pessoas com diabetes. Os rins filtram as substâncias tóxicas do sangue e se livram delas na urina. A presença de pequenas quantidades de proteína na urina (microalbuminúria) pode indicar que o sistema de filtragem dos rins foi danificado. A função renal é monitorada pelo seu médico por meio de exames de urina e sangue.

Manter a glicose no sangue e a pressão sanguínea em níveis normais reduz o risco de danos aos rins.

Olhos
A diabetes pode afetar seus olhos de diferentes maneiras. Na maioria dos casos, os efeitos são temporários ou podem ser amenizados apenas com o controle adequado da diabetes. Em outras situações, no entanto, os danos podem causar alterações permanentes em sua visão.

Diabetes pode causar visão turva. Isso pode acontecer por causa dos altos níveis de glicose no sangue, alterando o equilíbrio do humor vítreo (líquido no cristalino do olho). Controlar os níveis de glicose no sangue pode ajudar a evitar essa alteração.

Problemas oculares podem ser prevenidos ou adiados por meio do controle da diabetes e da pressão arterial. Evitar o cigarro e realizar exames regulares no oftalmologista também são boas medidas.

Recomenda-se que todas as pessoas com diabetes façam um exame oftalmológico completo no momento do diagnóstico e acompanhamentos regulares (no intervalo aconselhado por sua equipe médica) ao longo de suas vidas. Você deve procurar seu médico se apresentar alguns dos seguintes sintomas:

- visão turva que dura mais de um dia;
- perda súbita da visão em ambos os olhos;
- pontos negros, linhas ou luzes piscando no seu campo de visão.

Catarata: a catarata é uma opacidade do cristalino dos olhos. Geralmente surge em pessoas com idade mais avançada. No entanto, em pessoas com diabetes, a glicemia alta pode acelerar o desenvolvimento da catarata. Visão turva e escurecida são seus primeiros sintomas. A catarata pode ser removida e lentes artificiais podem ser implantadas.

Danos oculares: a retina é o tecido sensível à luz na parte de trás do olho. Os danos à retina (retinopatia) são causados por alterações nos pequenos vasos que levam sangue até ela. Exames periódicos no seu oftalmologista são a melhor maneira de descobrir as alterações antes de sua visão ser afetada e antes que o problema se torne mais difícil de ser tratado. O tratamento mais eficaz para danos na retina é com *laser*, que utiliza um feixe de luz poderoso para tratar as áreas afetadas.

Infecções
Pessoas com diabetes têm mais risco de infecção, especialmente se os níveis de glicose no sangue estão altos ou se os vasos sanguíneos ou nervos estão comprometidos.

- *Pele:* Podem surgir furúnculos ou abscessos, e pequenas feridas podem infeccionar.
- *Candidíase:* Infecções nas áreas genitais muitas vezes são causadas por um fungo ou "levedura". A vagina ou a glande do pênis são mais suscetíveis às infecções. Os sintomas podem ser muito incômodos: irritação ou vermelhidão e secreção ou odor desagradável.
- *Urina:* A infecção pode fazer com que você sinta vontade de urinar frequentemente e experimente uma dor e queimação ao urinar, além de dor na parte inferior das costas ou no abdômen. Beber muita água e tomar os medicamentos para tornar a urina alcalina podem reduzir os sintomas.
- *Pés:* Pequenos cortes ou micoses (tíneas) entre os dedos podem se transformar em infecções.

Comunique qualquer vermelhidão, inchaço ou aumento da temperatura ao seu médico.

Se você apresentar algum desses sintomas, avise seu médico imediatamente. As infecções podem ser tratadas com antibióticos por via oral, injeção ou aplicação tópica. No entanto, o tratamento pode não ser eficaz até que haja o controle da diabetes.

Fibras nervosas

Os danos aos nervos podem ser diretamente relacionados com o ineficiente controle da diabetes. Os nervos controlam músculos, levam estímulos ao cérebro e controlam funções como a digestão e a pressão arterial. A diabetes pode causar alterações nesses nervos e nas funções que eles controlam.

Você pode apresentar os sintomas descritos a seguir, se seus nervos estão comprometidos – informe ao seu médico se sentir qualquer um deles:

- dormência e formigamento nas mãos ou pés;
- queimação nos pés e nas pernas;
- disfunção erétil;
- tonturas;
- perda de controle ou dificuldade em urinar;
- indigestão;
- alternância entre prisão de ventre e diarreia.

Pés e pernas

Problemas de pernas e pés em pessoas com diabetes podem ser causados por danos aos vasos sanguíneos e nervos.

Se o suprimento de sangue é reduzido, você pode sentir dor em um ou ambos os músculos da panturrilha durante e após esforços físicos.

Cortes e arranhões em seus pés podem curar-se lentamente e, se não forem tratados, tornam-se infecções e desenvolvem feridas. Por sua vez, se não forem tratadas rapidamente e de maneira eficaz, as úlceras podem levar à perda parcial ou total do membro.

A diabetes também pode reduzir a sensibilidade dos nervos. Você pode não sentir os danos causados por sapatos apertados ou o incômodo ao caminhar – se tais danos são ignorados, o pé pode inchar e infeccionar.

Calçados adequados e cuidados com os pés, juntamente com visitas regulares ao médico, podem evitar problemas nas pernas e nos pés.

Outras doenças e diabetes

Hiperglicemia, ou altos níveis de glicose no sangue, muitas vezes se desenvolve quando você tem outra enfermidade ou está passando por um período de estresse, pois nessas condições a insulina tem sua eficácia comprometida. Com certas enfermidades, você pode precisar ir ao hospital para estabilizar sua diabetes.

As injeções de insulina podem reduzir temporariamente os níveis de glicose no sangue.

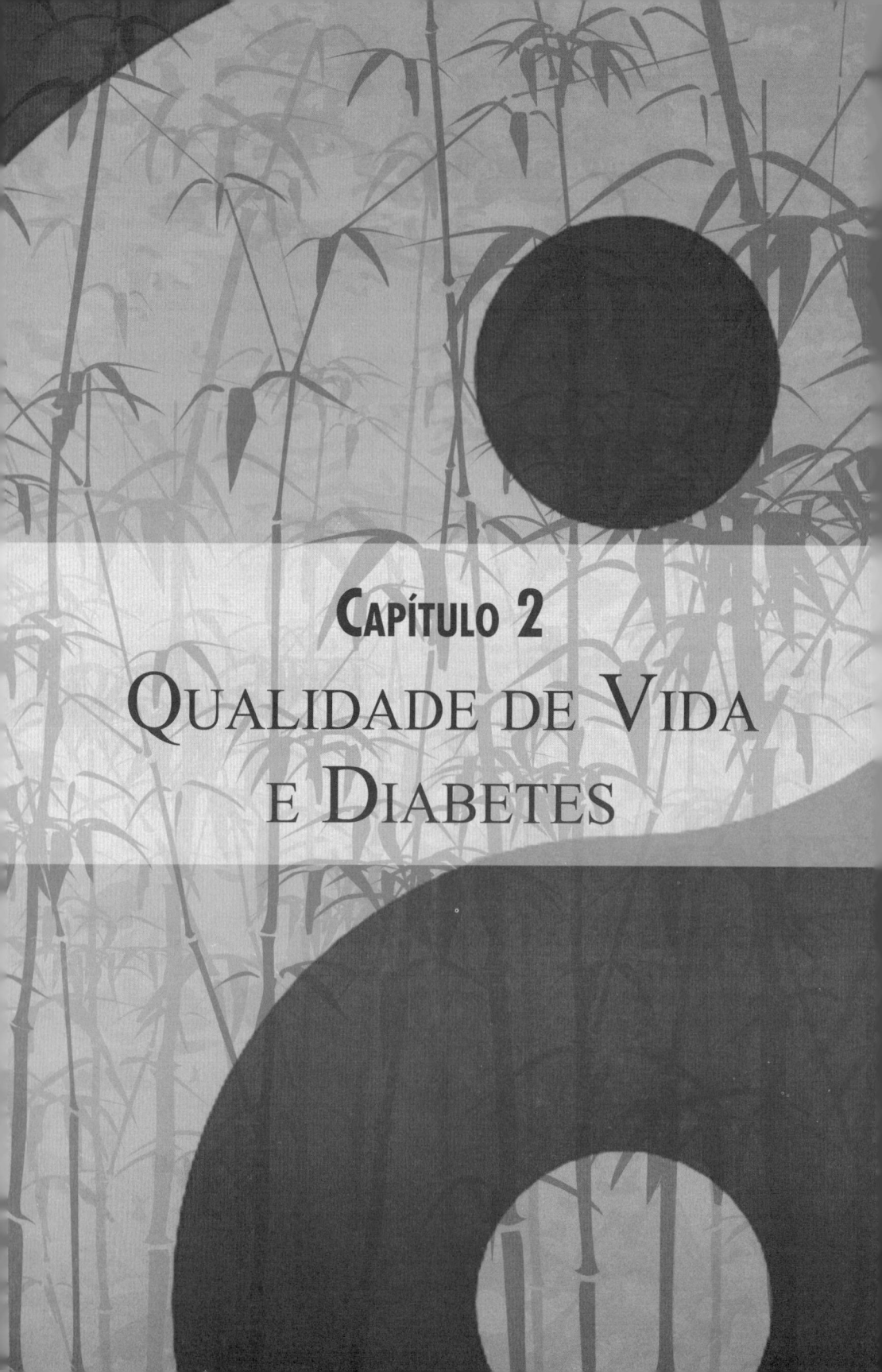

Capítulo 2
Qualidade de Vida e Diabetes

Alimentação, atividade física e relaxamento são questões de estilo de vida que afetam todos de maneira positiva ou negativa. Isso é especialmente relevante se você tem diabetes. Se você tem a diabetes tipo 1 ou tipo 2, é importante seguir um estilo de vida mais saudável.

Os seres humanos são caçadores por natureza. Nos primórdios da espécie humana, e por necessidade, sobrevivemos por caçar e comer animais silvestres e peixes, por sua carne magra, frutas frescas, nozes, verduras, legumes e grãos cozidos. Durante milênios, nosso corpo se adaptou gradualmente à caça e à colheita necessárias para garantir os alimentos que tinham baixo teor de gordura e de açúcar, pois essas eram as características nutricionais dos alimentos.

Percorremos um longo caminho desde a Idade da Pedra. Agora, a maioria de nós tem uma vida de abundância. No entanto, a forma como estamos vivendo não combina com as necessidades do nosso corpo. Nos últimos cinquenta anos, ou por volta disso, nosso estilo de vida mudou drasticamente, mas nossos corpos não acompanharam a mudança. A natureza leva muito mais tempo para se adaptar a elas e muitas gerações para evoluir plenamente.

Nosso estilo de vida atual é caracterizado por menos atividade – não há a procura e caça de presas ou o plantio, cultivo e colheita artesanais de legumes, verduras e grãos. Carros, ônibus, escadas rolantes e supermercados suprem nossas necessidades.

Grande parte da nossa alimentação é proveniente de animais alimentados intensivamente e criados em espaços fechados, ou de grãos refinados ou alimentos fritos e doces que contêm mais gorduras e açúcares do que somos capazes de processar.

O pai de Bart Simpson até pode gostar de assistir à televisão na companhia de cervejas e batatas fritas, mas pode não gostar dos efeitos desses hábitos em seu corpo de homem das cavernas.

O mesmo se aplica a todos nós, e é especialmente verdadeiro se você tem diabetes. Se você tem a diabetes tipo 1 ou tipo 2, é importante seguir um estilo de vida mais saudável para reduzir os efeitos dos nossos novos e abundantes hábitos desregrados. Isso é possível por meio da uma alimentação equilibrada e exercícios leves.

Um estilo de vida saudável

Lembre-se, alimentação saudável e exercícios físicos são duas questões muito importantes para a melhoria do estilo de vida.

Equilibre sua alimentação

- *Observe sua cintura:* O excesso de gordura não é saudável. Quanto menos gordura seu corpo possui, melhor será seu funcionamento. Fique em forma e sinta-se melhor.
- *Coma menos gordura:* Gorduras contêm grande quantidade de energia, provavelmente muito mais do que você é capaz de usar, e qualquer gordura em excesso pode bloquear os vasos sanguíneos, impedindo o fluxo vital. Esse é o motivo pelo qual é especialmente importante evitar a gordura "trans" e a gordura saturada.
- *Coma carboidratos complexos:* Frutas, verduras, legumes e cereais possuem carboidrato complexo e pequenas quantidades de açúcares, que aumentam os níveis de glicose no sangue.
- *Fracione carboidratos complexos:* Fazendo pequenas refeições ao longo do dia, os carboidratos são fracionados e possibilitam um regular e constante fornecimento de glicose.

Pratique exercícios físicos

- *Reserve 30:* Trinta minutos de atividade física moderada por dia têm se mostrado de grande auxílio para o equilíbrio da insulina e para manter os vasos sanguíneos saudáveis.

Estresse e vida urbana

Para os instintos mais primitivos humanos, uma situação de "estresse" ocorre quando existe ameaça de perigo. Nós temos duas opções: lutar ou fugir. Nosso corpo se prepara para a ação: a nossa respiração fica mais intensa para fornecer mais oxigênio, o coração acelera para bombear mais sangue para os músculos, os músculos ficam tensos, prontos para atacar ou correr – e nossos estoques de glicose são liberados e redistribuídos para garantir que a energia adicional esteja disponível quando exigida.

Uma situação de estresse como a descrita era coerente para nós na Idade da Pedra, quando tínhamos nosso corpo aperfeiçoado para um evento como esse, mas é algo muito negativo para os moradores diabéticos das grandes cidades – a última coisa que queremos é que a glicose armazenada por eles seja liberada livremente. Não é surpresa alguma que o estresse pode elevar a glicemia. Seu corpo tem bastante dificuldade para manter a glicose armazenada no lugar certo sem que o estresse a estimule. Reflita sobre uma situação estressante na qual você tenha se envolvido: talvez tenha escapado por pouco de um acidente de carro ou tenha sido surpreendido por alguém quando pensou que estava sozinho. Seu coração disparou e provavelmente você sentiu um mal-estar.

O estresse faz com que o controle da glicemia no sangue se torne mais difícil. A sociedade moderna cultiva o estresse – há mais pessoas ao redor, exigências demais em nosso estilo de vida, maus condutores, sinais de trânsito e assim por diante. Há muito com o que lidar sem a tensão adicional da diabetes.

Infelizmente, você não pode evitar todas as situações estressantes da vida cotidiana. No entanto, pode ajudar seu corpo a lidar com essas situações quando elas ocorrem.

Há muitas maneiras de ajudar seu corpo a lidar com situações estressantes:

- *Mexa-se!* A atividade física regular é uma maneira de reduzir o estresse e ajuda a manter seu peso e os vasos sanguíneos saudáveis.
- *Faça uma pausa:* Reserve um tempo para você. Desfrute atividades e *hobbies* que sejam relaxantes. Garanta a programação de alguns "bons momentos" a você.
- *Participe de atividades em grupo:* Verifique se em seu bairro ou em sua cidade existem centros comunitários com programação de relaxamento, *fitness* e outras atividades físicas. A atividade em grupo melhora o bem-estar e reduz o isolamento causado pelo estresse.
- *Envolva-se com o tai chi:* A harmonia mental e os movimentos suaves do tai chi são ideiais para eliminar o estresse, pois permitem que o corpo se ajuste e se equilibre naturalmente.

Beba com moderação

Beber com moderação aquivale a duas doses para homens e uma para mulheres.

A definição anterior se refere a bebidas comuns que contêm 10 g de álcool – 300 mililitros de cerveja ou 100 mililitros de vinho. Moderadamente – dois drinques para homens e um para mulheres – o álcool é prazeroso, sociável e seguro, desde que você não beba com o estômago vazio. No entanto, o álcool pode causar três problemas específicos em pessoas com diabetes:

1. *Ganho de peso:* O álcool tem muitas calorias que você não precisa se estiver tentando controlar seu peso.
2. *Perda da capacidade de julgamento:* A sensação de relaxamento pode levar você a tomar algumas decisões sobre alimentação e medicamentos das quais pode se arrepender mais tarde.
3. *Hipoglicemia:* Ao passo que o estresse libera as reservas de glicose, o álcool pode inibir a liberação e causar a baixa da glicose no sangue.

Geralmente é melhor beber e comer alguma coisa. Existem boas opções de bebidas, mas algumas têm muito açúcar e devem ser evitadas. As melhores escolhas são os vinhos secos, como o branco e o *rosé*, os vermelhos secos, champanhas e espumantes *brut*, xerez seco, e drinques como uísque, conhaque, gim, rum, vodca e vermute seco – mas com moderação. Sempre escolha as melhores opções.

Dicas preciosas

1. Observe sua cintura.
2. Coma menos gordura.
3. Coma carboidratos complexos.
4. Fracione carboidratos complexos em várias porções durante o dia.
5. Pratique exercícios físicos regularmente.
6. Faça uma pausa.
7. Pare de fumar.
8. Beba com moderação: duas doses para os homens e uma para as mulheres.

Todas essas dicas são realmente muito boas, mas o que você deve realmente colocar em prática?
Aqui estão algumas coisas bem objetivas que você precisa saber.

1. Observe sua cintura.

O excesso de peso e gordura corporal não são saudáveis. Como está sua gordura corporal? Você precisa perder peso? Sua cintura tem as respostas: a gordura mais perigosa é a que está armazenada no seu abdômen. Os médicos têm estudado as gorduras corporais por meio do rastreamento dos radioisótopos e descobriram que as gorduras acumuladas no abdômen podem prejudicar o coração e entupir as artérias; as gorduras acumuladas no quadril e no tórax não apresentam perigo. Abaixo você encontra uma tabela com as medidas ideais, embora possam variar conforme sua altura e estrutura corporal.

	Cintura saudável	Sobrepeso	Excesso de gordura
Homens	abaixo de 94 cm	94–102 cm	acima de 102 cm
Mulheres	abaixo de 80 cm	80–88 cm	acima de 88 cm

Procure seu médico para orientações específicas, caso precise perder peso na região da cintura.

2. Coma menos gordura.

Você tem comido alimentos gordurosos? Você deve mudar sua alimentação e a maneira de preparar os alimentos? Mantenha um diário alimentar e anote tudo que você come ao longo de uma semana. (Não trapaceie!)
Agora verifique os alimentos gordurosos na tabela seguinte. Considere experimentar as alternativas recomendáveis. Faça escolhas saudáveis e pare de comprar e preparar alimentos gordurosos. Dessa maneira você, sua família e seus amigos se sentirão mais saudáveis.

✗ Evite ou consuma com moderação – alta concentração de gordura	✓ Alternativas recomendáveis
✗ *Molhos gordurosos:* maionese, molhos cremosos, molho de carne, creme de leite	✓ *Molhos de baixas calorias:* vinagre, suco de limão, molhos com redução de gordura, iogurte natural
✗ *Gordura nas carnes:* pele de frango, carnes gordas, embutidos, embutidos defumados, *bacon*, salames, frituras, tortas, salgados	✓ *Pouca gordura:* frango sem pele, cortes de carnes magras, carnes preparadas sem gordura ou com uma quantidade mínima de óleo vegetal
✗ *Lanches:* amendoins, batatas fritas, salgadinhos de milho	✓ *Frutas e legumes frescos:* salgadinhos de legumes, legumes crus, frutas e pipoca simples
✗ *Gorduras:* grandes quantidades de margarina, manteiga, óleo, creme de leite, pasta de amendoim, caldos de assados, banha, manteiga de garrafa (*ghee*)	✓ *Limite de gordura:* 3 a 6 colheres de chá por dia, de preferência margarina poli-insaturada ou azeite

3. Coma carboidratos complexos *e*

4. Fracione carboidratos complexos em várias porções durante o dia.

Verifique seu diário alimentar. Você come muito açúcar ou alimentos açucarados? Veja a tabela sobre os açúcares e considere as alternativas recomendáveis.

Você ingere alimentos ricos em carboidratos todas as vezes que faz uma refeição? A ingestão regular e moderada de carboidratos não refinados, distribuídos por pelo menos três refeições, ajuda a reduzir a flutuação dos níveis de glicose no sangue ao longo do dia. Quanto mais fracionado o consumo de carboidratos, melhor – três pequenas refeições com pequenos lanches entre elas é a melhor opção.

Pelo fato de a dieta recomendada ser de baixo teor de gordura, a quantidade de carboidratos poderá ser relativamente alta. É importante que o carboidrato seja do tipo certo – relativamente não refinado e rico em fibras, que são absorvidas lentamente. Boas escolhas incluem particularmente feijões, lentilhas, aveia, massas e frutas frescas. E em vez de consumir alimentos com grande quantidade de açúcar, coma mais frutas e legumes frescos.

	✗ Evite ou consuma com moderação – alta concentração de açúcar		✓ Alternativas recomendáveis
✗	Açúcar, mel	✓	*Adoçantes:* em tabletes ou líquidos
✗	*Coberturas:* geleias, marmeladas, xarope de glucose, pastas de chocolate	✓	*Coberturas de baixas calorias:* compota de frutas, marmeladas naturais, extratos vegetais, patê de carne ou peixe
✗	*Bebidas açucaradas:* tônicos, refrigerantes, água mineral com sabor, água tônica, sucos de frutas artificiais, leites aromatizados, *milk-shakes*, vinhos doces, vinhos licorosos (xerez, porto), licores, cervejas	✓	*Bebidas de baixas calorias:* bebidas refrescantes, refrigerantes sem açúcar, água mineral pura, água com gás, sucos de frutas naturais (limitados a 1 copo pequeno por dia), café, chá, chás de ervas, vinhos secos, destilados, cervejas de baixo teor alcoólico (1 ou 2 por dia).
✗	*Doces:* sorvetes, balas, pirulitos, pastilhas para garganta, chocolates (comuns, sem açúcar, de alfarroba), barras de cereais.	✓	*Substituições saudáveis:* biscoitos integrais, torradas integrais e outras opções integrais
✗	Biscoitos doces e bolos, doces confeitados, sonhos de padaria	✓	*Sobremesas de baixas calorias:* gelatinas, frutas frescas ou em conserva e sem açúcar, pudins feitos com adoçantes, iogurtes integrais, *lights* ou *diets*
✗	Cereais matinais doces, como alguns com nozes e frutas, os de chocolate, os caramelizados	✓	*Outros cereais:* mingau de aveia, biscoitos de cereais, cereal com fibras, trigo

5. Pratique exercícios físicos regularmente.

Considere algumas maneiras simples de aumentar sua atividade física:

- Use escadas em vez de elevadores.
- Realize as tarefas domésticas e as compras em ritmo acelerado.
- Caminhe durante sua hora de almoço – na verdade, caminhe sempre que puder.
- Crie pretextos para estar ativo – movimentar-se é melhor que ficar parado. Vá a pé sempre que puder, não dirija. Tenha um cachorro e leve-o para uma caminhada diária. Vá ao parque e jogue bola com seus filhos. Faça aulas de natação. Frequente uma academia.

Inclua o tai chi em sua vida. A melhor coisa sobre o programa de tai chi para prevenção e controle da diabetes é que praticamente todas as pessoas podem realizá-lo. O tai chi difere da maioria dos outros exercícios populares nos países ocidentais – por exemplo, os movimentos são lentos, o que pode ser um desafio para alguns, pois estamos acostumados a uma vida com o ritmo acelerado. No entanto, uma vez que você se acostuma com o ritmo tranquilo do tai chi, vai achá-lo surpreendentemente agradável. Na natureza, o ritmo lento complementa o rápido. Depois de estudar tai chi por três meses, a maioria das pessoas se interessa por ele e sente prazer ao praticá-lo por anos.

O programa de tai chi para prevenção e controle da diabetes pode ser adaptado às suas necessidades específicas. Você pode praticá-lo simplesmente como um exercício leve e agradável. Integrar a tranquilidade da natureza e o tai chi ao estilo de vida ajuda você a se tornar mais relaxado e calmo – e, com o tempo, isso pode ajudá-lo a lidar melhor com sua diabetes. Você pode integrar qualquer princípio do tai chi – como uma boa postura, o cuidado para um bom equilíbrio físico e mental – à sua rotina para ajudá-lo a viver melhor com a diabetes (veja o capítulo 3, O Poder Curativo do Tai Chi).

6. Faça uma pausa.

Reserve um período do dia para você e faça algo que queira fazer. Decida o melhor momento – um chá pela manhã, após as compras, após o trabalho – e se comprometa com ele. Saia e vá a um café sozinho e leia um livro ou uma revista por trinta minutos. Passe o fim do dia no cinema. Desligue o celular e vá à praia.

Procure saber mais sobre relaxamento. Vá a grupos, bibliotecas, ou pergunte ao seu médico ou equipe médica.

7. Pare de fumar.

Tome a decisão. Se você é um fumante compulsivo ou já teve problemas para abandonar o vício antes, talvez precise de ajuda. Converse com seu médico. Informe-se sobre grupos de apoio em seu bairro ou nos postos de saúde.

Defina uma data para parar de fumar. Convença seu companheiro a parar também. Escreva a data estabelecida e diga a seus amigos. Divulgue sua decisão e peça aos seus amigos e familiares para lembrá-lo e enconrajá-lo a cada semana. Encontre um substituto para o cigarro, uma atividade esportiva ou o tai chi, alguma coisa da qual você goste e possa se tornar "viciado" – mas alguma coisa que seja boa para você. Pense nas situações nas quais você poderá sentir vontade de fumar e verifique como pode lidar com elas ou evitá-las por um tempo. Não se preocupe se você cometer alguns erros – continue tentando. Você consegue.

Peça ajuda sempre que necessário.

8. Beba com moderação: duas doses para os homens e uma para as mulheres.

Assim como a decisão de parar de fumar, tome a decisão de se manter em limites saudáveis. Imagine as situações nas quais você poderá sentir vontade de beber e verifique como pode lidar com elas (ou evitá-las por um tempo).

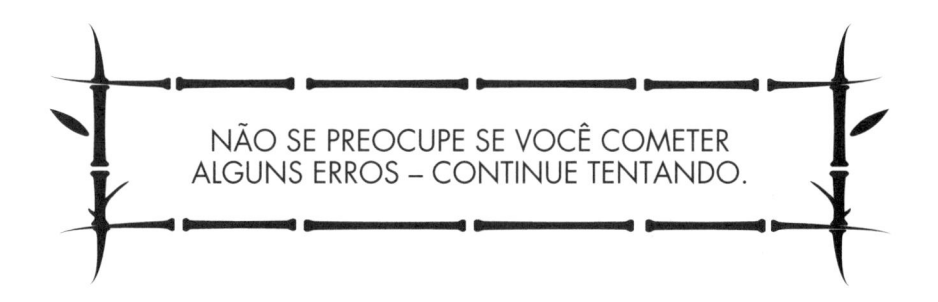

NÃO SE PREOCUPE SE VOCÊ COMETER ALGUNS ERROS – CONTINUE TENTANDO.

Controlando sua diabetes

Um bom controle da diabetes é a chave para uma vida mais realizada e feliz. Tire algum tempo para pensar em seus objetivos de vida, o que o faz feliz e realizado. Talvez ser um membro participativo na família, realizar bem o seu trabalho, ir atrás das coisas de que você gosta ou ser tratado com respeito e reconhecimento. Qualquer coisa que o faça se sentir mais realizado, mais apto, mais forte, mais saudável e mais feliz será aprimorada se você administrar bem sua diabetes. E será prejudicada se sua diabetes for mal controlada.

Uma maneira simples de abordar o controle de sua condição é elaborar um plano com base em seus objetivos e identificar como a diabetes pode limitá-los. Torne esse plano prático e viável para você – por exemplo, se você tem problemas para perder peso, é improvável que chegará ao seu peso corporal ideal da noite para o dia, mas se pretende perder de 1 a 2 quilos por mês, é uma meta mais realista (e é mais provável que o peso seja mantido).

Depois de ter feito seu plano, persista. Seu médico poderá ajudá-lo.

Quando se trata da crise, porém, você é o único que tem de cuidar de sua condição e desenvolver uma maneira de gerenciá-la de forma eficaz. Você terá resultados conforme sua dedicação.

As pessoas muitas vezes acham que a maneira de controlar a diabetes é ir ao médico, ter a prescrição de um remédio, tomá-lo e ter o problema corrigido. No entanto, algumas doenças são muito mais complicadas, especialmente a diabetes. A maioria dos profissionais de saúde incentiva que os próprios pacientes controlem sua doença – estudos mostram que as pessoas com doenças crônicas, como artrite e diabetes, alcançam melhores resultados quando elas mesmas controlam a enfermidade.

Isso não significa que você deve se tornar um médico para controlar sua doença. Significa que pode controlar sua própria condição em conjunto com os profissionais de saúde e com todas as pessoas que cuidam de você. Esse time inclui: seu médico da família, seu especialista em diabetes, seu cardiologista (se for o caso), pessoas que orientam sobre a diabetes, podólogo, nutricionista, enfermeira, membros da família, seus amigos, o instrutor de tai chi e os professores de ginástica. Eles são seus consultores e assistentes, e você é o gerente que aprende tanto quanto possível sobre a melhor maneira de ouvir os conselhos e aplicá-los à sua vida.

Seu médico, por exemplo, o aconselha a comer menos gordura e mais carboidratos complexos. Se seu objetivo a longo prazo é ser saudável e estar em forma, fazer um bom trabalho em sua profissão ou ser útil para sua família, então resista à tentação de uma gratificação temporária ao comer um pedaço de bolo e siga os conselhos do seu médico. E este, claro, é um bom conselho. Mais cedo ou mais tarde, você desfrutará mais sua vida, pois se sentirá saudável e capaz de lidar melhor com todos os aspectos dela. E se ignorar os conselhos e viver com uma diabetes descontrolada, é muito mais provável que terá complicações, como um ataque cardíaco ou um acidente vascular cerebral. Certamente você está menos apto a alcançar seus objetivos, e pode se tornar um fardo para sua família.

Medicamentos

Os comprimidos para diabetes reduzem os níveis de glicose no sangue e são usados por pessoas que produzem insulina (se os níveis de insulina são muito baixos, injeções de insulina se tornam necessárias). Os comprimidos não são insulina, que não funciona se for tomada por via oral, pois seria eliminada no estômago. Os comprimidos funcionam melhor quando o peso está controlado por uma alimentação saudável e atividades físicas.

Existem cinco tipos de comprimidos comumente utilizados: metformina, sulfonilureias, glitazonas, glinidas e acarbose (os três últimos não são muito utilizados). Embora a ação da maior parte dos comprimidos para diabetes não seja totalmente compreendida, eles trabalham de duas maneiras: na redução da resistência do organismo à insulina ou no aumento da quantidade de insulina produzida.

- *Metformina* reduz a resistência à insulina e ajuda o corpo a responder a ela. Em algumas pessoas também auxilia na perda de peso.
- *Sulfonilureias* estimulam o pâncreas a produzir mais insulina.
- As *glitazonas*, assim como a metformina, reduzem a resistência à insulina e ajudam o corpo a responder a ela.
- As *glinidas* são como as sulfonilureias, mas de ação rápida, e em pouco tempo aumentam os níveis de insulina na hora das refeições.

- *Acarbose* retarda a absorção do carboidrato dos alimentos.

Um médico irá prescrever uma medicação específica com base no seu estado geral de saúde e em quanto seus níveis de glicose no sangue precisam ser reduzidos. Seus hábitos alimentares, peso e eventuais efeitos colaterais da medicação também determinarão a escolha do medicamento.

Efeitos colaterais
Em algumas pessoas, os medicamentos orais para diabetes podem causar os efeitos colaterais descritos a seguir. Seu médico deve explicá-los quando prescrever a medicação. Certifique-se de verificar com seu médico se você suspeitar de quaisquer efeitos colaterais de sua medicação.

- *Metformina:* flatulência e/ou diarreia, náusea e/ou perda de apetite.
- *Sulfonilureias:* hipoglicemia (baixa glicose no sangue) se pular refeições ou tiver aumento de atividade (veja página 18) ou ganho de peso.
- *Glitazonas:* ganho de peso e retenção líquida.
- *Glinidas:* hipoglicemia e ganho de peso (menos provável do que com as sulfonilureias).
- *Acarbose:* flatulência e/ou diarreia.

Conselhos sobre medicamentos
Se você está tomando comprimidos para diabetes, observe os seguintes pontos importantes:

- Se possível, tome os comprimidos diariamente conforme prescrito, observando o período e a relação com as refeições e no mesmo horário.
- Tente não pular ou atrasar as refeições.
- Alguns outros medicamentos podem interagir com os comprimidos para diabetes – por exemplo, medicamentos para pressão arterial, artrite e asma. Converse sobre isso com seu médico.
- Não tome mais ou menos comprimidos do que o prescrito por seu médico.

- Consulte seu médico caso precise parar com a medicação por algum motivo.
- Saiba o nome e a dose dos seus comprimidos (mantenha esses detalhes anotados em algum lugar de fácil acesso)
- Guarde os comprimidos em seus recipientes hermeticamente fechados e longe da luz solar direta.
- A maioria dos comprimidos para diabetes não é adequada para mulheres grávidas, consulte seu médico se suspeitar de uma gravidez.
- Consulte seu médico se tiver alguma dúvida sobre seus comprimidos para diabetes ou sobre qualquer outra medicação.

Insulina
Há momentos em que as pessoas com diabetes tipo 2 podem precisar de insulina: quando os níveis de glicose no sangue não são controlados por um estilo de vida saudável e pelos comprimidos para diabetes e, temporariamente, para o controle da glicose no sangue em situações especiais, tais como uma cirurgia ou gravidez.

Se você precisar de injeções de insulina, seu médico e enfermeiros o ensinarão a comprá-la, prepará-la e misturá-la. Hoje em dia, essa forma de administração é muito mais simples, graças às canetas de insulina: elas são como uma caneta-tinteiro com uma agulha e uma dose de insulina, em vez da ponta e tinta no reservatório. Essas canetas são mais fáceis de serem transportadas e usadas do que as injeções.

Mais informações sobre a ação e uso da insulina também podem ser fornecidas por organizações e grupos de apoio aos portadores de diabetes (consulte Referências, na página 187).

Além da glicose no sangue

O controle da glicose no sangue pode não ser a única prioridade. A diabetes tipo 2 aumenta o risco de ataques cardíacos e acidentes vasculares cerebrais (veja páginas 23-24) e é, frequentemente, associada a outros fatores de risco que causam danos ao sistema circulatório. Pressão alta danifica os vasos sanguíneos e o coração. O colesterol alto se instala nas artérias e pode bloqueá-las – se o dano provocar um coágulo, ele pode causar um ataque cardíaco ou um acidente vascular cerebral. Você teria de aprender seus primeiros passos novamente. Alcançar e manter seus objetivos protege-o de ataques cardíacos e de um acidente vascular cerebral. Pergunte ao seu médico como estão seus "índices". Você está dentro de sua meta? Se não, pergunte ao seu médico sobre como pode chegar lá.

Mantenha o controle dos níveis de glicose

É importante manter o controle da sua diabetes. Isso requer verificar regularmente a quantidade de glicose no sangue. Seu médico pode medir sua glicose no sangue durante uma consulta e você pode testar e registrar seus níveis em casa. Isso permite que mantenha um controle diário de como está lidando com sua diabetes.

O que buscar
Os níveis de glicose sobem e descem ao longo do dia. Os níveis de glicose no sangue geralmente são mais baixos antes das refeições e após os exercícios. Os níveis de glicose no sangue sobem após as refeições ou quando você está sob estresse. Um controle bem-sucedido da diabetes requer que você mantenha um cuidadoso equilíbrio entre sua alimentação, atividade física e medicamentos.

Verificando sua diabetes

Monitorando a glicose no sangue
Hoje, muitas pessoas medem os níveis de glicose com um simples exame de sangue que pode ser feito em casa.
 Tais exames necessitam de apenas uma única gota de sangue, que pode ser obtida por meio de uma punção em seu dedo. O sangue é colocado sobre uma tira de teste e o resultado pode ser lido em um medidor ou com uma tabela de cores. Isso permite que você verifique seus níveis de glicose no sangue em qualquer momento. Converse com seu médico sobre os melhores testes disponíveis.

NÍVEIS DE GLICOSE NO SANGUE

Existem dois sistemas de medição para verificar os níveis de glicose no sangue: o "padrão mundial" de mmol/L e o sistema americano de mg/dL. Um mmol/L representa um milimol de glicose por litro de sangue e um mg/dL é um miligrama de glicose por decilitro de sangue. A maneira mais simples para converter é multiplicar ou dividir por 18. Abaixo estão algumas medições importantes para se manter em mente; um nível de glicose no sangue de 5 mmol/L é equivalente a cerca de 1/6 de uma colher de chá de glicose por litro de sangue.

mmol/L	mg/dL	Níveis por amostra de uma gota de sangue
2	36	perigosamente baixo
3	54	muito baixo
4	70	baixo, mas ainda em um limite tolerável
8	144	nível máximo para não diabéticos
15	270	perigosamente alto

Exame de urina
A presença de glicose na urina pode indicar que há excesso de glicose no sangue. Quando os níveis de glicose ficam muito altos no sangue, os rins são incapazes de remover o excesso de glicose, que passa a ser eliminada pela urina. O nível em que isso ocorre é chamado de limiar renal. O exame de urina pode indicar os níveis de glicose no sangue se o limiar renal foi atingido. O exame de urina é recomendável apenas quando não é possível realizar o teste de glicose no sangue.

A hemoglobina glicolisada (A1c)
Seu médico ou uma enfermeira podem fazer este teste para avaliar seu controle de glicose no sangue ao longo de vários meses. Também conhecida como hemoglobina glicosilada (HbA1c), o teste mede a quantidade de glicose ligada à hemoglobina durante o tempo de vida dos glóbulos vermelhos.

A glicose no sangue se liga aos glóbulos vermelhos; a parte que transporta o oxigênio é chamada hemoglobina e tem uma vida útil de cerca de 120 dias. Se os níveis de glicose no sangue estão elevados, então, uma maior quantidade de glicose se liga à hemoglobina. Esse teste mostra a média das "altas" e "baixas" dos níveis de glicose no sangue ao longo dos últimos meses.

Oscilações

O objetivo do tratamento da diabetes é manter os níveis de glicose no sangue tão próximos dos níveis normais quanto possível. Se você tem diabetes, seu corpo não é capaz de manter esse controle. Você vai precisar equilibrar sua alimentação, atividade física, estilo de vida e medicação.

Glicose alta
Altos níveis de glicose no sangue (hiperglicemia) podem ocorrer em qualquer pessoa com diabetes.

Níveis muito altos de glicose no sangue (acima de 15 mmol/L ou 270 mg/dL) podem fazer com que você se sinta cansado e indisposto. Você pode urinar com mais frequência do que o habitual, o que causará mais sede. Sua visão pode ficar turva (veja página 17).

Altos índices de glicose no sangue podem surgir se você:

- ingerir muito açúcar ou alimentos ricos em carboidrato ao mesmo tempo;

- ingerir muitas bebidas ricas em açúcar;
- é sedentário, induzindo ao mau aproveitamento da insulina ou medicamentos;
- está acima do peso;
- tem uma doença ou uma infecção;
- está passando ou passou por um estresse emocional (por exemplo, conflitos familiares);
- fica sem sua dose de insulina ou comprimidos, ou se a dose for muito baixa;
- tomar certos medicamentos, como a prednisolona (converse sobre isso com seu médico).

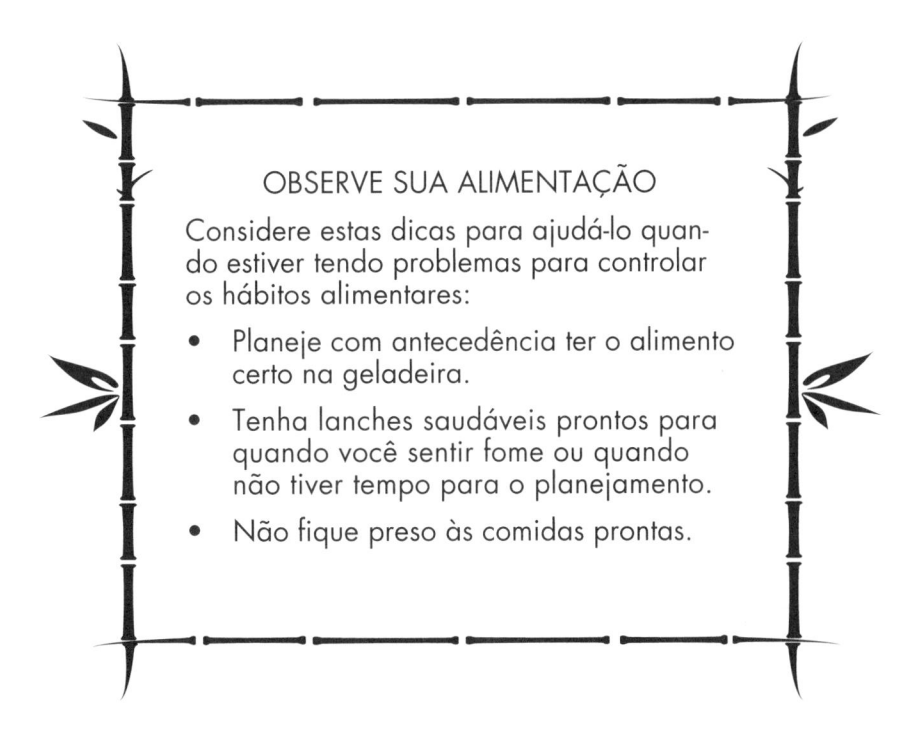

> **OBSERVE SUA ALIMENTAÇÃO**
>
> Considere estas dicas para ajudá-lo quando estiver tendo problemas para controlar os hábitos alimentares:
>
> - Planeje com antecedência ter o alimento certo na geladeira.
> - Tenha lanches saudáveis prontos para quando você sentir fome ou quando não tiver tempo para o planejamento.
> - Não fique preso às comidas prontas.

Glicose baixa
Se os seus níveis de glicose no sangue estão muito baixos (abaixo de 3 mmol/L ou 54 mg/dL), isso provoca a hipoglicemia. Níveis baixos de glicose no sangue (hipoglicemia) ocorrem em pessoas que tomam alguns comprimidos para diabetes ou insulina.

Você pode se sentir trêmulo, nervoso e muito fraco. Pode suar, sentir fome e ter dor de cabeça. Se a hipoglicemia não for tratada, pode tornar a fala arrastada e você vai parecer confuso, irritado e sonolento. A hipoglicemia grave pode causar a perda da consciência.

Uma pessoa com hipoglicemia, e que está consciente, deve comer ou beber algo que contenha açúcar, como suco de laranja adoçado, limonada, balas – cinco ou seis balas ou balas de goma para evitar uma crise hipoglicêmica – ou você pode comprar glicose na farmácia para esse fim. Administre a glicose com algum carboidrato complexo, como um sanduíche integral ou uma fruta.

Se a pessoa estiver inconsciente, não tente lhe dar líquidos ou alimentos. Será necessária uma injeção (de glucagon) para elevar seu nível de glicose no sangue. Chame uma ambulância ou leve-a ao hospital imediatamente.

Para prevenir futuras crises, é importante identificar o que causou a hipoglicemia.

Baixos índices de glicose no sangue podem surgir se você:

- pular ou ficar muitas horas sem uma refeição ou lanche;
- está indisposto e não pode se alimentar corretamente;
- fizer atividades exaustivas sem comer porções extras de carboidratos;
- beber muito álcool;
- ficar sem sua dose de comprimidos (ou insulina), ou se a dose for muito alta;
- tiver uma significativa perda de peso.

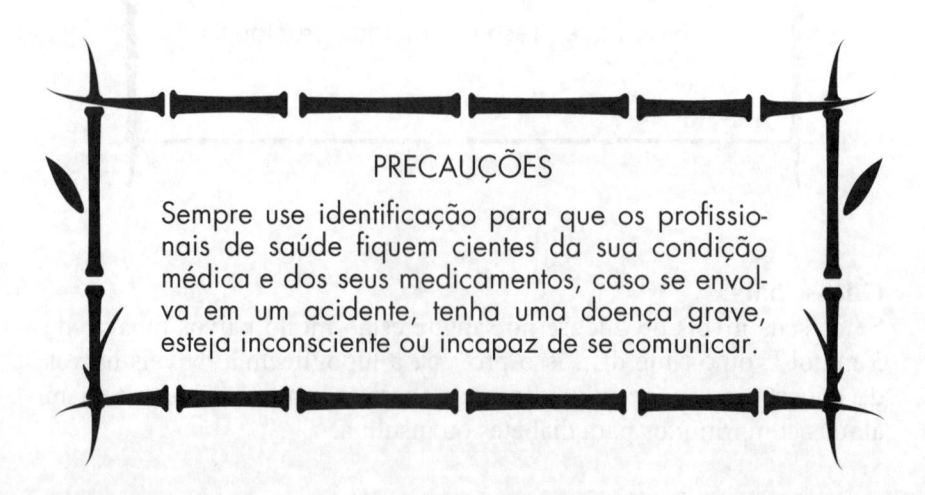

PRECAUÇÕES

Sempre use identificação para que os profissionais de saúde fiquem cientes da sua condição médica e dos seus medicamentos, caso se envolva em um acidente, tenha uma doença grave, esteja inconsciente ou incapaz de se comunicar.

Glicose alta

- Quando os níveis de glicose no sangue estiverem altos, verifique sua dieta, exercícios físicos e medicação para ver se você pode encontrar uma causa.
- Não exclua ou reduza a dose dos medicamentos ou da insulina sem o aconselhamento do seu médico.
- Se você tem níveis elevados de glicose no sangue acima de 15 mmol/L, conforme definido pela sua equipe médica, entre em contato com seu médico ou enfermeiro.

Glicose baixa

- Se você toma comprimidos ou usa insulina, deve sempre levar doces, como balas de goma, e comê-los ao primeiro sinal de uma crise de "hipo". Lembre-se de que você terá de comer cinco ou seis balas para evitar uma crise de hipoglicemia.
- Os sintomas da hipoglicemia devem ser explicados aos familiares, amigos e colegas de trabalho, para que eles saibam como ajudá-lo.
- Se você tiver frequentes crises de hipoglicemia, deve procurar seu médico.

Cuidados com os pés
Pessoas com diabetes têm menos resistência à infecção, e muitas vezes têm uma circulação deficiente, principalmente nos pés. Qualquer pequena lesão pode levar a infecções graves e, por vezes, à amputação. Por isso, é importante cuidar de seus pés.

- Examine seus pés diariamente.
- Lave os pés diariamente e os mantenha cuidadosamente secos.
- Seque bem entre os dedos.

Unhas do pé

- Lave seus pés antes de cortar as unhas.
- Sempre corte as unhas em linha reta e use uma lixa para arredondar as bordas suavemente.
- Tenha cuidado para não cortar a pele.

- Não corte as unhas muito curtas, não as deixe rentes aos dedos.
- Se você tem unhas encravadas, muito grossas ou que se quebram, consulte um podólogo.
- Se você não enxerga muito bem, peça a alguém da família para inspecionar seus pés diariamente e aparar as unhas quando necessário.

Calçados

- Use sapatos (de preferência de couro) que cubram seus pés e os mantenham ventilados.
- Nunca use sapatos apertados.
- Use meias de algodão.
- Certifique-se de que todas as meias sejam confortáveis e não restrinjam o movimento.
- Não use meias de cano alto ou elástico apertado, pois podem restringir sua circulação.

Evite problemas

- Não ande descalço, se tiver varizes ou outros problemas nos pés, ou se estiver em algum lugar pedregoso ou onde apresentar riscos de você cortar seus pés.
- Não use cobertores elétricos ou bolsas de água quente.
- Não se sente muito perto de aquecedores.

Trate dos pequenos problemas nos pés

- Se você perceber a pele seca ou áspera, lixe suavemente os pés molhados com uma pedra-pomes. À noite, passe um creme hidratante.
- Se a pele estiver muito seca, use um creme à base de óleo, como a lanolina, por dois ou três dias até que a pele melhore.
- Trate imediatamente de cortes ou arranhões: lave os pés com água e sabão e depois seque com cuidado. Se o corte estiver com sujeiras, lave os pés e aplique um antisséptico suave na área ferida. Consulte seu médico ou podólogo se a lesão não melhorar em 24 horas.

Outras doenças e diabetes

A hiperglicemia muitas vezes se desenvolve quando você tem outra enfermidade ou está passando por um período de estresse, pois nessas condições a insulina tem sua eficácia comprometida. Com certas enfermidades você pode precisar ir ao hospital para estabilizar sua diabetes.

As injeções de insulina podem reduzir temporariamente os níveis de glicose no sangue.

Com outras doenças:

- nunca reduza ou pare de tomar seus medicamentos ou insulina sem consultar seu médico;
- teste sua glicose no sangue a cada duas a quatro horas, especialmente se você usa insulina;
- se você usa insulina, teste sua urina com as tiras de teste para verificar os níveis de cetona;
- se você estiver enjoado e incapaz de comer, aumente a ingestão de líquidos e beba limonada, sucos de frutas adoçados ou água com açúcar (de ¼ a um copo a cada meia hora); consulte seu médico se os sintomas continuarem por mais de 12 horas ou se você não conseguir ingerir líquidos;
- descanse, não faça exercícios físicos
- consulte seu médico se houver vômito, se o mal-estar persistir ou se sua diabetes continuar instável.

Higiene bucal

A higiene bucal é muito importante para as pessoas com diabetes, pois são mais propensas a desenvolver infecções. Visite seu dentista regularmente para garantir que todos os problemas existentes sejam tratados imediatamente e para aprender a cuidar da sua boca, gengivas e dentes. Informe ao seu dentista que você tem diabetes.

Seu dentista pode lhe dar conselhos sobre as técnicas corretas para o cuidado com a boca, gengiva e dentes.

Se você precisar extrair dentes ou ser anestesiado para qualquer procedimento odontológico, você ou seu dentista devem entrar em contato com seu médico para orientações. A preparação para um anestésico de qualquer tipo pode envolver alteração no seu controle habitual da diabetes.

Responsabilidades

Você pode fazer muito para melhorar seu próprio tratamento. A seguir, alguns pontos que podem ajudá-lo.

Cuidados rotineiros

- Tente perder o excesso de peso e manter as novas medidas.
- Aprenda mais sobre alimentos saudáveis e como prepará-los. Use os recursos disponíveis para desenvolver uma grande variedade de receitas.
- Desenvolva um programa regular de atividades físicas do qual você goste e comprometa-se com ele – considere experimentar o programa de tai chi para prevenção e controle da diabetes (veja página 107).
- Certifique-se de ter sempre a quantidade necessária de medicação.
- Monitore regularmente seus níveis de glicose no sangue e/ou urina.
- Lave e examine seus pés diariamente.
- Visite seu médico regularmente.
- Visite seu dentista regularmente.

Cuidados anuais

- Faça uma pulseira com informações médicas.
- Tenha um plano de saúde.
- Participe de entidades e organizações de apoio aos diabéticos (consulte Referências, na página 187).
- Envolva-se em um grupo de apoio, de caminhadas ou de culinária.
- Verifique se você precisa atualizar sua vacina antitetânica (você deve ser novamente vacinado aos 50 anos).

- Considere vacinar-se contra gripe e pneumonia – discuta este assunto com seu médico.
- Agende consultas regulares com um oftalmologista ou um optometrista (nos intervalos recomendados) e com um podólogo.

Visite seu médico
Lembre-se de que você é o membro mais importante da equipe que cuida da sua saúde. Discuta o controle da sua diabetes com sua equipe médica.

Agende uma consulta no intervalo aconselhado por seu médico (normalmente a cada três a seis meses) para verificar:

- peso;
- o controle da diabetes – incluindo seus registros de glicose no sangue e a hemoglobina glicolisada (A1c);
- medicação;
- local das injeções (se você usa insulina);
- olhos: acuidade visual;
- função renal (exames de sangue e urina);
- pés.

Seu médico também poderá encaminhá-lo para outros profissionais de saúde especializados, como seu oftalmologista.

Fumo

Fumar é prejudicial para todos. No entanto, é particularmente perigoso para as pessoas com diabetes, pois pode levar a doenças cardíacas e vasculares. Fumar também reduz sua aptidão física. Se você é fumante e está tendo dificuldades para parar de fumar, converse com seu médico e entre em contato com grupos de apoio (consulte Referências, na página 187).

Sexo e contracepção

Sexo, como qualquer outra atividade física, requer energia. Se você está sendo tratado com insulina, pode ser necessário comer um pouco mais para evitar a hipoglicemia.

Diabetes de longa data em um homem pode, ocasionalmente, causar problemas de ereção. Se ocorrerem problemas, tratamentos podem ajudar. Quaisquer problemas ou preocupações sexuais podem ser discutidos com seu médico.

Não há uma forma perfeita de contracepção. Pergunte ao seu médico ou em uma clínica de planejamento familiar sobre o melhor método de contracepção para você. Planeje suas gravidezes para que sua diabetes seja controlada, o que evitará problemas para você e seu filho.

Trabalho

Para a maioria das pessoas com diabetes tipo 2, a diabetes não interfere em seu trabalho. Suas habilidades são tão boas quanto eram antes de desenvolver diabetes – talvez ainda melhores, se considerarmos o estilo de vida mais saudável.

No entanto, existem algumas profissões que não são adequadas para pessoas com diabetes, se correrem o risco de ficarem inconscientes por causa dos baixos níveis de glicose ou se não lidam bem com os altos níveis de glicose. Essas incluem profissões em que a própria segurança ou a segurança de outros pode ser colocada em risco – por exemplo, condução de transportes públicos, operação de maquinaria perigosa ou situações que envolvam grandes alturas.

Na maioria das situações, isso apenas se aplica a pessoas tratadas com comprimidos (embora alguns comprimidos não causem hipoglicemia – seu médico pode aconselhá-lo sobre isso) ou insulina, o que pode causar hipoglicemia.

Se seu trabalho envolve turnos variados, discuta os ajustes necessários à sua rotina com seu médico e nutricionista.

Se você estiver tomando comprimidos ou usando insulina, que pode causar hipoglicemia (veja página 17), também é importante se certificar de que alguém do seu trabalho esteja ciente de que você tem diabetes e compreenda os sintomas e tratamentos para hipoglicemia.

Viagens

Viajar pode e deve ser divertido, mas algumas precauções devem ser tomadas para evitar problemas.

Se você não usa insulina, não terá problemas ao continuar com sua rotina normal. No entanto, esteja preparado para:

- mudanças de temperatura;
- uma mudança na atividade;
- alterações de fuso horário;
- comidas diferentes;
- visitas guiadas;
- extravio de bagagem – leve alguma medicação na bagagem de mão;
- atrasos inesperados.

Se você estiver viajando de carro:

- faça refeições regulares e lanches nos horários habituais;
- leve lanches e bebidas para o caso de atrasos;
- pare para pausas curtas e caminhe;
- use ou leve identificação;
- leve carboidratos de ação rápida, como doces ou refrigerantes, e carboidratos de ação prolongada (complexos), como biscoitos integrais e frutas (veja páginas 50-51 para mais informações);
- se você toma insulina ou comprimidos que provocam hipoglicemia (veja páginas 44-45), fique atento aos primeiros sintomas e os trate imediatamente; passe para o banco de trás, enquanto você se recupera, para evitar problemas com a polícia, que, ao vê-lo nessa situação, pode entender que você está dirigindo "sob a influência de uma droga que afeta seu julgamento".

Se você estiver viajando de ônibus, trem ou avião, siga as recomendações anteriores. E além delas:

- avise a tripulação sobre sua necessidade de refeições;
- esteja tão ativo quanto possível;
- leve os comprimidos e os aparelhos de teste em sua bagagem de mão, mantenha também um conjunto reserva na bagagem.

Se você estiver viajando ao exterior, pode precisar alterar sua medicação e rotina. Converse com seu médico. Se você usa insulina, deve discutir seus planos de viagem com seu médico:

- verifique sua glicemia mais do que o habitual durante a viagem;

- tenha sempre um seguro de saúde;
- verifique a ação de qualquer insulina que for prescrita quando viajar;
- verifique quais os documentos que precisa levar com você.

Medicamentos e equipamentos

Em alguns países, existem programas nacionais ou estaduais que fornecem as tiras de testes de urina e de sangue mais baratas, além de outros suprimentos. Verifique com entidades locais.

Uma prescrição médica é obrigatória para comprar todos os medicamentos para diabetes. As tiras para o monitoramento de glicose no sangue e na urina também podem ser fornecidas pelas farmácias, com ou sem receita médica.

Medidores de glicose no sangue podem ser comprados em centros de apoio ao diabético, algumas clínicas e farmácias. Certifique-se de entender como usar e conservar o medidor, e saiba o que você deve fazer se os valores de glicose no sangue estiverem muito altos ou muito baixos. Consulte Referências, na página 187.

Orientações para medicamentos de venda livre
Ao comprar medicamentos sem receita médica:

- leia os rótulos e a bula com atenção: verifique as substâncias, advertências e precauções – e se você estiver preocupado com as advertências ou precauções, tire suas dúvidas com seu médico ou farmacêutico;
- escolha comprimidos ou cápsulas em vez de medicamentos líquidos, que são mais suscetíveis de conter álcool e/ou açúcar;
- é provável que Aspirina em baixas doses (por exemplo, 100 mg/dia) afete os efeitos dos comprimidos para diabetes; Aspirina em altas doses (4.000 mg/dia) afetam.

Seguros, licença para dirigir e obrigações legais

Seguro de viagem
Algumas companhias de seguros não oferecem seguro de viagem no exterior para pessoas com doenças preexistentes como diabetes. Se você está planejando viajar para o exterior, converse com seu agente de viagem sobre as melhores opções de seguro.

Seguro de vida ou aposentadoria
Informe à sua companhia de seguros que você tem diabetes. Em algumas situações, os prêmios podem ser ajustados. Um corretor de seguros pode ajudá-lo se precisar de mais informações.

Licença para conduzir veículos motorizados
Se você toma comprimidos para diabetes, talvez tenha de notificar o órgão de trânsito e sua companhia de seguros; se você usa insulina, deve notificá-los.
 É crime conduzir sem essa notificação e você poderá incorrer em uma penalidade pesada. Além disso, o seguro pode ser invalidado se você não notificar sua companhia. Verifique os requisitos com a companhia de seguros e o órgão de trânsito.

Estresse e diabetes

A maioria das pessoas tem dificuldade com o diagnóstico de diabetes. Os ajustes às novas rotinas de alimentação, uso de medicamentos e as preocupações com a saúde podem ser fontes de estresse.
 Administrar o estresse é importante para todos, mas especialmente para aqueles com diabetes – o estresse pode tornar o controle da doença muito mais difícil para você.
 Você precisa estar ciente de seus níveis de estresse, a maneira como responde a ele e quais as fontes de tensão. Pequenas crises de estresse são úteis, porque o motivam a enfrentar os desafios e a melhorar seu desempenho. No entanto, o estresse prolongado pode afetar sua capacidade de lidar com sua condição e seu bem-estar físico e emocional.

Estresse: o que você pode fazer?

Observe
Esteja ciente de seus níveis de estresse. É importante notar, por exemplo, quando você está tenso, preocupado, irritado ou tem dificuldade de concentração. Observar e ter consciência permite agir para lidar com o estresse.

Esclareça suas dúvidas
A origem do seu estresse está relacionada à sua vida com a diabetes? Sua equipe médica pode ajudá-lo a esclarecer as dúvidas sobre o problema e informá-lo sobre a tomada de decisões em relação à doença? Esclarecer as dúvidas pode ser um passo útil para lidar com outras fontes de estresse.

De quem é o problema?
Algumas vezes nos envolvemos com os problemas das outras pessoas e com o estresse associado. É sempre importante se perguntar "de quem é o problema?" e reconhecer que nem todos os problemas são seus.

Solucione os problemas
Nem todos os problemas têm soluções imediatas. Em tais situações, a melhor opção é apenas aceitar isso. Pergunte a si mesmo: "Posso fazer alguma coisa sobre isso agora?". Se a resposta for "sim", faça; se a resposta for "não", aceite isso e faça outras coisas para aliviar seu estresse.

Padrões de pensamento
Se você sempre tem pensamentos negativos sobre si mesmo, o que torna difícil lidar com o estresse, considere procurar ajuda profissional para reconhecê-los e mudar esses padrões.

Gerencie o tempo
Aprenda a definir prioridades para aproveitar seu tempo. Estabeleça metas possíveis e tenha expectativas realistas sobre o tempo que será necessário para alcançá-las. Lembre-se de reconhecer e recompensar a si mesmo conforme avança em direção aos seus objetivos.

Seja assertivo
Aprenda a dizer "não" da maneira mais agradável possível quando você se sentir sobrecarregado ou simplesmente não quiser fazer alguma

coisa. Você não pode ser tudo para todas as pessoas. Se você tem medo das consequências de ser assertivo, faça um curso de treinamento de assertividade, peça recomendações à sua equipe médica.

Atividades físicas

O exercício físico regular é reconhecido como uma das melhores maneiras de gerenciar o estresse. Tenha como meta incluir exercício físico regular à sua rotina semanal, como caminhadas, andar de bicicleta, aulas tai chi ou de *fitness*.

Exercícios simples de relaxamento
Siga alguns ou cada um dos exercícios a seguir. Pratique sentado e tenha cuidado para não tensionar seus músculos – sinta a tensão e relaxe. (O programa de tai chi para prevenção e controle da diabetes inclui breves exercícios de Qigong para relaxar, veja página 110.)

- Alongue seus dedos.
- Feche sua mão em punho.
- Incline sua mão até o pulso e retorne o movimento (para cima e para baixo).
- Flexione seu braço até o cotovelo.
- Endireite e alongue seu braço.
- Alongue os dois braços e empurre uma barreira invisível.
- Empurre os cotovelos em direção ao apoio da sua cadeira.
- Empurre os dedos dos pés em direção ao chão.
- Flexione os pés para cima.
- Alinhe seus joelhos e os empurre com força.
- Alongue as duas pernas e empurre uma barreira invisível.
- Contraia suas nádegas.
- Empurre seu abdômem em direção ao encosto da cadeira.
- Empurre sua coluna em direção ao encosto da cadeira.
- Contraia seus ombros em direção às orelhas e abaixe-os lentamente.
- Pressione os cotovelos na lateral do seu corpo e sinta seus músculos do tórax.
- Pressione suavemente o queixo em direção ao seu peito.

- Empurre a língua contra o céu da boca.
- Contraia o nariz.
- Feche os olhos com força.
- Contraia tudo – todos os músculos, e então relaxe.

Se, depois de tentar alguns desses exercícios e técnicas mencionados, você ainda se sentir estressado, procure seu médico, que pode indicar um grupo de apoio ou lhe apresentar a alguém que venha enfrentado problemas semelhantes.

Técnicas de respiração

Concentrar-se em sua respiração é uma maneira de administrar o estresse agudo. Use essas técnicas quando você ficar estressado nos semáforos ou em uma fila de supermercado. Inspire lentamente em uma contagem até três, prenda a respiração por um segundo e depois expire lentamente em uma contagem até três. Faça cerca de dez respirações por minuto. Note que essa não é uma respiração profunda, mas uma respiração lenta. Ou pratique a respiração *dan tian* da página 121.

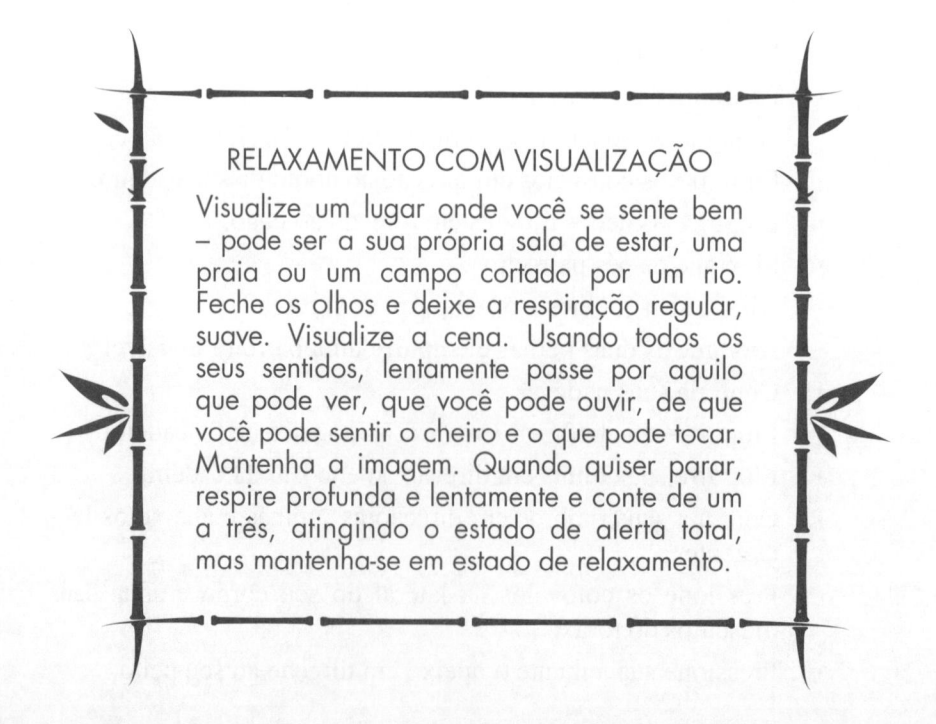

RELAXAMENTO COM VISUALIZAÇÃO

Visualize um lugar onde você se sente bem – pode ser a sua própria sala de estar, uma praia ou um campo cortado por um rio. Feche os olhos e deixe a respiração regular, suave. Visualize a cena. Usando todos os seus sentidos, lentamente passe por aquilo que pode ver, que você pode ouvir, de que você pode sentir o cheiro e o que pode tocar. Mantenha a imagem. Quando quiser parar, respire profunda e lentamente e conte de um a três, atingindo o estado de alerta total, mas mantenha-se em estado de relaxamento.

O programa de tai chi para prevenção e controle da diabetes

A harmonia mental e os movimentos suaves do tai chi são ideais para eliminar o estresse, pois permitem que o corpo se ajuste e se equilibre naturalmente. Uma vez que você se acostuma com o ritmo e a sensação, o tai chi torna-se uma prática agradável; é natural que o organismo tenha um ritmo equilibrado entre rapidez e lentidão. Com o programa de tai chi para prevenção e controle da diabetes, a maioria das pessoas pode aprender as sequências básicas e os exercícios de Qigong dentro de três meses, e pode começar a perceber os benefícios para a saúde a curto prazo. Se você está sofrendo de estresse, os benefícios podem ser sentidos logo depois de começar a prática.

Ioga e meditação

Essas podem ser técnicas muito úteis de gerenciamento do estresse para algumas pessoas, assim como outras formas de prática espiritual.

Lembre-se

O estresse bem administrado pode desenvolver sua resiliência. Tem por objetivo equilibrar seu trabalho, compromissos com sua saúde, família, amigos, exercícios e relaxamento. Na medida em que você administra seu estresse, fica disposto a aceitar a ajuda dos outros, reconhecer e recompensar suas próprias realizações.

Se a diabetes é o problema

Talvez ajude conversar com as pessoas que entendem e que sabem o que é ter a doença. Verifique os grupos de apoio a diabéticos da sua região.

Sua equipe de saúde

Quando você é diagnosticado com diabetes, além de um médico, você vai precisar de uma equipe de profissionais de saúde que irão monitorar sua condição e ajudá-lo no controle da doença.

Enfermeiros especializados em pacientes com diabetes (também chamados de orientadores): Profissional de saúde (enfermaria) que se especializa em educar as pessoas sobre a diabetes, incluindo o monitoramento de glicose no sangue/urina, a administração de medicamentos e estilo de vida. Alguns têm formação diferenciada.
Nutricionistas: Ajudam na reeducação alimentar, avaliação e aconselhamento sobre o planejamento das refeições.
Endocrinologistas: Médicos especialistas que tratam das pessoas com disfunções nas glândulas endócrinas, como o pâncreas.
Oftalmologistas: Médicos especialistas que tratam dos olhos.
Optometristas: Avaliam os problemas na refração do cristalino dos olhos e prescrevem óculos para corrigir os problemas, estão aptos a detectarem muitas doenças oculares.
Cirurgiões ortopédicos: Médicos especialistas em cirurgia que se especializaram no tratamento do sistema músculo-esquelético.
Farmacêuticos: Preparam e manipulam medicamentos e orientam sobre a sua utilização.
Fisioterapeutas: Usam medidas terapêuticas físicas (calor, frio, água, etc.) para avaliar e tratar doenças e incapacidades. Exercícios terapêuticos e outros procedimentos também são utilizados.
Podólogos: Tratam dos pés e dão conselhos sobre cuidados com os pés e calçados.
Psicólogos: Aconselham as pessoas a respeito dos aspectos emocionais da doença.
Assistentes sociais: Aconselham indivíduos e famílias sobre os problemas pessoais, familiares ou conjugais e fornecem informações sobre os recursos disponíveis na comunidade.
Cirurgiões vasculares: Médicos especialistas que tratam dos vasos sanguíneos que irrigam os tecidos do corpo.
Profissionais de Educaçãso Física: Há muitos níveis de formação desses profissionais; um bom profissional de educação física pode orientá-lo sobre o tipo mais adequado e seguro de exercício físico.
Professor de tai chi: Existem muitas formas de tai chi, e em muitos países não há um treinamento padronizado para os professores. Certifique-se de

encontrar um professor que entenda sua condição e esteja disposto a fazer parte de sua equipe de saúde.

Colabore com sua equipe

Antes de iniciar o programa, você deve discuti-lo com sua equipe médica. A quantidade, duração e nível da sua atividade física podem afetar seu controle da diabetes, especialmente se você usar insulina ou medicação que possam causar hipoglicemia.

Descreva a duração e o nível de esforço do seu exercício para sua equipe médica. Nós recomendamos que você leve este livro. Você pode controlar o nível de esforço em qualquer fase de sua prática de tai chi; como um guia básico, o programa de tai chi para prevenção e controle da diabetes está planejado com baixo esforço físico no início, o equivalente a uma caminhada lenta. Conforme você avança, no entanto, torna-se comparável a andar em um ritmo normal. Depois de ter aprendido o programa completo, o nível de esforço é semelhante ao de uma caminhada rápida. É possível controlar e regular o nível de esforço, em qualquer fase do programa.

Você deve informar a seus profissionais de saúde quaisquer alterações na sua condição física/mental, incluindo efeitos benéficos. À medida em que sua condição melhora, sua equipe médica pode fazer ajustes em seu tratamento médico: por exemplo, diminuir a dose de sua medicação.

É uma excelente ideia pedir a um amigo, ao seu grupo de apoio ou familiares, que o acompanhem na prática do programa de tai chi. Dessa forma, eles ficam cientes do seu esforço físico, e todos vocês podem desfrutar algo agradável e diferente. Às vezes, as pessoas que cuidam de você podem sentir-se drenadas pelos cuidados – praticar tai chi juntos não só irá melhorar sua condição física (tornando tudo mais fácil para todos), mas também irá energizá-las e melhorar a saúde de todos. O programa de tai chi para prevenção e controle da diabetes é adequado para quase todas as pessoas – proporcionará muitos benefícios à saúde das pessoas com ou sem diabetes.

Por que tai chi para diabetes?

Exercícios físicos e ser ativo são essenciais para uma boa saúde – e, mais ainda, para o controle da diabetes. É importante encontrar um exercício físico ou atividade com a qual você se identifique para que continue a praticar. Tai chi, um dos exercícios mais populares do mundo, atrai pessoas de todas as idades, origens e condições físicas. Quase qualquer um pode começar a praticar o tai chi, e a prática não requer equipamentos caros, muito espaço ou muito tempo. Também é naturalmente agradável – as pessoas usufruem os benefícios à saúde e serenidade da mente e do espírito que é alcançada com a prática do tai chi.

Algumas atividades físicas são difíceis para pessoas com diabetes: por exemplo, se você tem complicações com os pés, pode ser perigoso assumir a prática da corrida. Se não tiver muita coordenação, você pode achar muito difícil começar a jogar golfe ou tênis. Além disso, a competitividade de muitos esportes pode aumentar seu nível de estresse. O programa de tai chi para prevenção e controle da diabetes foi planejado para ser fácil e seguro, e a maioria das pessoas com diabetes pode aprendê-lo – mas, uma vez que a condição de cada um é diferente, verifique com sua equipe médica antes de iniciar este ou qualquer outro programa de tai chi. Você pode praticá-lo sozinho ou com outras pessoas.

O exercício moderado tem se mostrado um auxiliar na melhora do controle da diabetes tipo 2, e até mesmo previne seu aparecimento. Sendo um exercício suave, o tai chi é uma boa opção a considerar. As pessoas que estão estressadas têm o controle de sua diabetes comprometido, e, pelo fato de o tai chi treinar a mente para obter maior relaxamento, ele pode melhorar o controle da doença.

Se você vai a uma aula para aprender tai chi, fará parte de um grupo social. Muitos alunos de tai chi apreciam a socialização e fazem amizades inestimáveis. Em uma das aulas, havia uma aluna com o controle da diabetes comprometido porque não foi capaz de controlar sua dieta, o que a fez sentir-se mal e ela geralmente parecia infeliz. Um dia ela veio para a animada aula de tai chi. Disse que seu controle da glicose tinha melhorado. A estudante explicou que, na aula da semana anterior, uma de suas colegas de turma a repreendeu por não aderir a uma dieta adequada. E nas próximas semanas, sempre que ela ia sair da sua dieta, essas palavras voltavam à sua cabeça e ela resistia. Tai chi tem mais benefícios do que apenas um exercício – a aula cria um vínculo social, quase como uma família. Os alunos muitas vezes dizem que você não pode escolher sua família, mas você pode escolher sua família do tai chi. Essa forma de socialização é quase como uma terapia de grupo. É interessante notar que muitas pessoas que praticasm tai chi tendem a ser mais serenas e fáceis de serem respeitadas. Se você não é tão sereno, o tai chi ajuda a chegar mais perto de ser assim.

Em determinado nível, o tai chi é uma autoexpressão maravilhosa e ajuda a melhorar a autoestima e a sensação de bem-estar. Sentir-se melhor consigo mesmo ajuda a lidar com uma doença crônica como a diabetes.

Terapia complementar

Não há dúvida de que a medicina ocidental é mais eficaz no tratamento da diabetes, especialmente do tipo 1; na verdade, sem insulina, as pessoas com diabetes tipo 1 não poderiam sobreviver. Não há alternativa terapêutica comprovada que possa substituir a insulina. Muitas complicações da diabetes, especialmente condições agudas como infecções e hipoglicemia, muitas vezes requerem atenção médica urgente. Mas quando se trata da diabetes do tipo 2 e algumas das suas complicações que não têm cura, como as condições de artrite e as cardíacas, as terapias alternativas podem ajudar.

Muitas pessoas com diabetes têm considerado o uso de terapias alternativas para seu controle. Quando utilizadas em conjunto com tratamentos convencionais, essas terapias complementares podem melhorar sua saúde e sua qualidade de vida; os benefícios de uma série de terapias alternativas são agora bem aceitos pelos médicos. É importante que sua equipe médica saiba sobre qualquer terapia que você esteja usando.

Se a terapia alternativa envolve tomar comprimidos, ervas ou poções, de qualquer tipo, esteja ciente de que substâncias naturais não estão livres de efeitos colaterais – e sempre discuta esse assunto com seu médico. Lembre-se, se qualquer substância pode fazer bem para seu corpo, ela também pode prejudicá-lo. Muitas substâncias farmacêuticas conhecidas (drogas) são extratos de produtos naturais – por exemplo, *digitalis*, que faz o coração bombear com mais força e é um ingrediente comum em uma medicação para doenças cardíacas, vem da dedaleira. De certo modo, não há diferença entre as chamadas ervas "naturais" e os medicamentos prescritos, o que faz com que quaisquer efeitos em seu corpo também possam causar efeitos colaterais.

Mesmo as terapias não invasivas, como a aromaterapia, terapia de relaxamento ou exercícios, podem ter efeitos colaterais. Por exemplo, se você tem uma infecção grave e escolher a aromaterapia, em vez de a medicina convencional, você pode colocar em risco suas chances de recuperação por não usar antibióticos o quanto antes.

Recomendamos que você interaja com sua equipe médica quando utilizar qualquer terapia alternativa, porque qualquer mudança em seu corpo pode afetar o controle da sua diabetes. Por exemplo, se você está mais relaxado, sua glicose no sangue pode ser reduzida; se você estiver usando insulina ou medicamentos e sua glicose está muito baixa, você pode ter mais crises de hipoglicemia. Naturalmente, é bom ter um nível de glicose mais baixo, desde que sua equipe médica saiba disso e ajuste a dose de sua medicação.

Se você estiver planejando fazer uso de uma terapia alternativa, é uma boa ideia tentar descobrir se estudos científicos têm sido feitos sobre a eficácia da terapia e segurança.

Tipos de terapias alternativas

Terapias corpo-mente

Existem vários tipos de práticas corpo-mente que podem aliviar o estresse, a dor, a ansiedade, a depressão e promover a saúde. Elas usam abordagens diferentes, mas estão intimamente relacionadas em seus objetivos. Têm sido descritas como "portas diferentes que levam para o mesmo lugar".

- *A meditação* é uma prática que desenvolve a calma e o discernimento. Por exemplo, técnicas de concentração podem ajudá-lo a acalmar sua mente por meio da concentração na repetição silenciosa de uma palavra, um som ou na sensação de sua própria respiração. Essa abordagem é ensinada em muitos programas de redução de estresse. A redução de estresse pode ajudar a controlar a diabetes.

- *Biofeedback* usa monitores eletrônicos para ajudá-lo a aprender a usar sua mente para influenciar e alterar as funções específicas do corpo. É eficaz para o relaxamento.

- *Visualização* e *visualização guiada* usam o poder de sua imaginação para levá-lo a lugares ou momentos em que você esteja pacífico e saudável. Essas técnicas são usadas para aliviar a dor, promover relaxamento e mudar os padrões de comportamento. Os atletas também as usam para melhorar o desempenho.

- *Hipnose* é uma técnica de concentração que mantém sua mente focada em uma ação ou pensamento específico. Você pode

ter alguém que o guie por essa técnica, ou aprender a aplicá-la em si mesmo como *auto-hipnose*.
- *Exercícios de relaxamento* ajudam a torná-lo consciente da tensão e mostram como aliviá-la. Eles podem incluir *exercícios de respiração,* que usam a conexão entre a respiração e as emoções para ensinar relaxamento e energização.
- *Ioga e Qigong* usam movimentos suaves e precisos, juntamente com a respiração e a concentração, para exercitar o corpo, acalmar e energizar a mente.
- *Tai chi* usa o movimento em coordenação com o treinamento mental, colocando os praticantes em um estado quase meditativo. Estudos têm mostrado que a prática melhora a saúde física, como o condicionamento cardiovascular, a força muscular, a pressão arterial e outros. Mais importante ainda é que o tai chi ajuda a mente a ser mais equilibrada, serena e forte, elevando o espírito. Esteja ciente de que há uma série de práticas de tai chi com diferenças significativas entre elas. Não deixe de consultar seu médico sobre a melhor prática de tai chi para você.

Ervas
A fitoterapia tem sido usada por diferentes culturas há milhares de anos. Apesar de, até agora, algumas ervas terem sido estudadas cientificamente para indicar seus efeitos sobre a diabetes, é possível que haja determinada erva que poderia ajudar a reduzir a pressão arterial e até mesmo a glicose no sangue. É importante compreender que alguns efeitos podem não ser recomendáveis para sua saúde. Se você deseja fazer uso da fitoterapia, sua equipe médica deve saber disso e monitorar o seu estado mais de perto.

Os suplementos alimentares
Há muitas alegações falsas feitas sobre suplementos alimentares, algumas das quais são inúteis ou até mesmo perigosas. Você deve verificar as informações com seu nutricionista, mostrando a ele uma lista da fórmula exata dos suplementos que você pretende experimentar.
Vitaminas e *minerais* são essenciais para uma boa saúde. Uma dieta normal, incluindo frutas e legumes frescos, geralmente fornece suprimentos adequados. No entanto, isso pode não ser possível para algumas pessoas. Um suplemento multivitamínico irá assegurar que você esteja recebendo todos os nutrientes necessários. Não há evidência de

que altas doses de vitaminas ou minerais específicos auxiliem no controle da diabetes – e grandes quantidades de algumas vitaminas podem ser prejudiciais. Isso também deve ser verificado com seu nutricionista.

Acupuntura
A acupuntura se originou na China há milhares de anos, e é fundamentada na teoria de que a energia *Qi* (ou força vital) flui pelo corpo ao longo de canais invisíveis chamados meridianos. Quando o fluxo de *Qi* é bloqueado ou está em desequilíbrio, isso resulta em doenças ou dores. A estimulação de pontos específicos ao longo dos meridianos pode corrigir o fluxo de *Qi* para restabelecer ou melhorar a saúde. Na acupuntura, agulhas finas como fios de cabelo são inseridas na pele em pontos precisos ao longo dos meridianos. Esses também podem ser estimulados com calor e ervas (terapia chamada moxabustão) e por uma leve corrente elétrica (eletroacupuntura). Pressão manual (acupressão), ímãs e raios *laser* especiais são por vezes usados em vez de agulhas.

Os pesquisadores ocidentais não entendem completamente como a acupuntura funciona – até agora não há nenhuma evidência para apoiá-la no auxílio ao controle de glicose no sangue.

Homeopatia
A homeopatia está fundamentada na ideia de que "semelhante cura semelhante", e que quantidades muito diluídas de um veneno ou de outra substância que causa a doença em questão podem aliviar os mesmos sintomas que as doses maiores podem causar. Esse conceito se assemelha à terapia de sensibilização usada para aliviar os sintomas da alergia, ou à vacinação, em que nos é dado um agente muito leve da doença para colocar nosso sistema imunológico alerta. Milhões de pessoas em todo o mundo acreditam nos efeitos e usam remédios homeopáticos, mas não há nenhuma evidência científica consistente de que eles auxiliam no tratamento da diabetes. No entanto, uma vez que os remédios homeopáticos são muito diluídos, não causam qualquer efeito colateral.

Cuidado com as alternativas pouco seguras

Quando a medicina convencional não está fazendo bem para a diabetes, é tentador recorrer a uma terapia alternativa. A maioria delas não é regulamentada nem testada para garantir sua segurança, então use seu bom senso e seja cuidadoso. Quando a diabetes não está indo bem, isso não significa que você deve tentar qualquer coisa, porque sua condição pode piorar se utilizar alternativas pouco seguras.

- Sempre informe seu médico sobre tudo o que você estiver usando ou fazendo; alguns tratamentos podem ser prejudiciais para você, ou interagir com os medicamentos que está tomando. Muitos suplementos, por exemplo, são diluidores do sangue e devem ser interrompidos antes de uma cirurgia para evitar o risco de sangramento excessivo.
- Certifique-se de comprar de uma empresa respeitável, que garanta seus produtos.
- Tenha especial cuidado com a combinação de várias ervas e suplementos; você não sabe o que o efeito da mistura poderia causar.

E lembre-se: só porque é natural não significa que é seguro. Qualquer coisa forte o suficiente para ajudar é forte o suficiente para machucar. A natureza também produz muitos dos venenos mais potentes.

Parte II

Capítulo 3
O Poder Curativo do Tai Chi

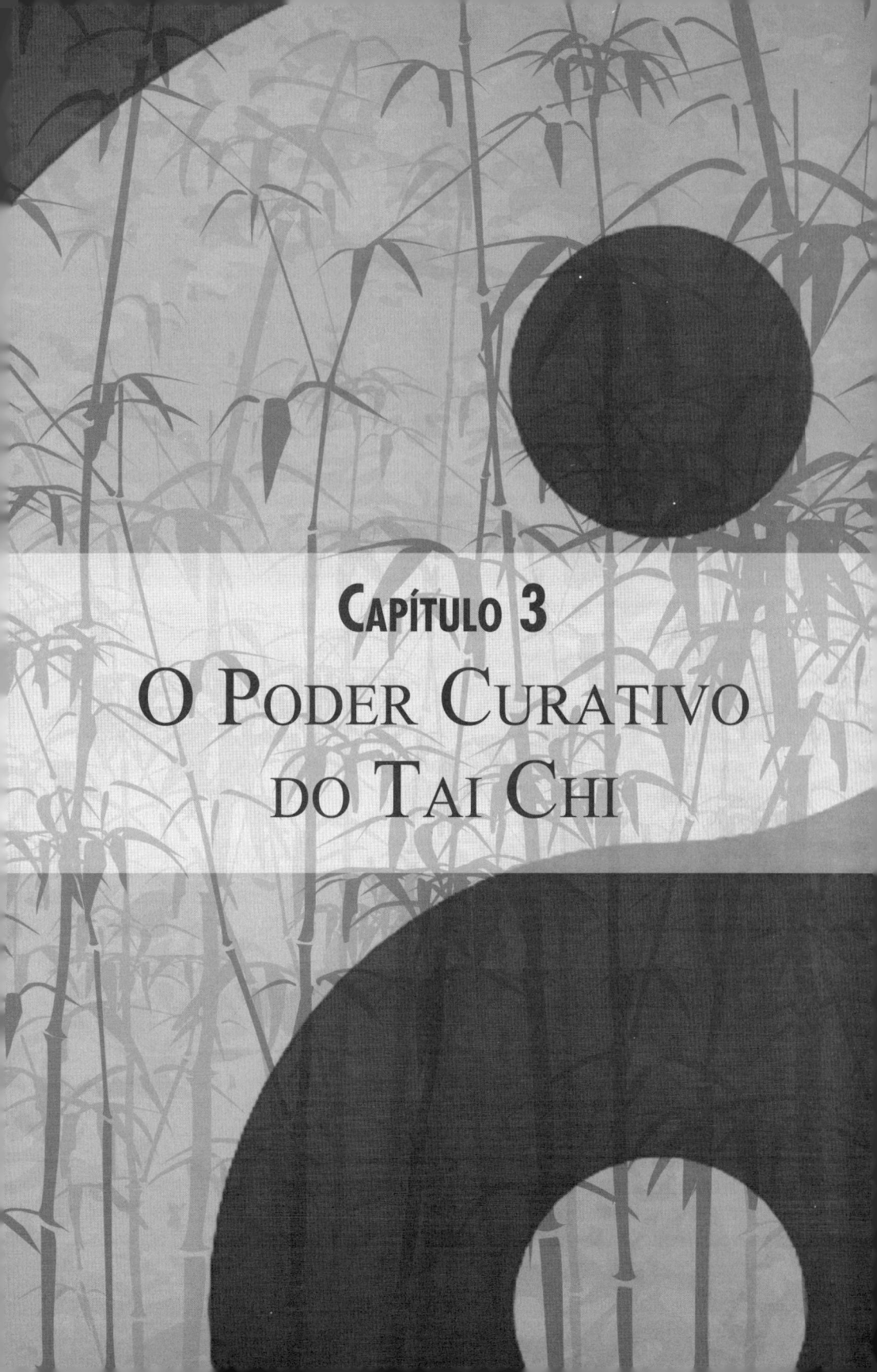

Originário na antiga China, o tai chi é um exercício eficaz para a saúde da mente e do corpo. Apesar de ser uma arte que exige grande profundidade de conhecimento e habilidade, é fácil aprender este programa especialmente concebido e, em breve, você vai experimentar seus benefícios à saúde. Muitos vão aprender e desfrutar o tai chi por toda a vida.

Praticamente todas as pessoas podem aprender o programa de tai chi para prevenção e controle da diabetes. É barato e pode ser praticado em qualquer lugar. Os movimentos são lentos e suaves, e o grau de esforço pode ser facilmente ajustado, tornando-o adequado para pessoas de todos os níveis de habilidade.

Existem muitos estilos e formas de tai chi, sendo os principais Chen, Yang, Wu, Wu (são palavras diferentes em chinês) e Sun. Cada estilo tem suas próprias características individuais, embora a maioria deles compartilhe princípios essenciais similares.

Esses princípios incluem: mente integrada com o corpo, o controle dos movimentos e da respiração e a concentração mental. O foco central é permitir que a energia *Qi*, ou energia vital, flua sem problemas e de maneira vigorosa por todo o corpo. A harmonia total do Eu interior e exterior vem da integração da mente e do corpo, conseguida por meio da prática contínua de tai chi.

O que é tai chi?

O tai chi pode ser um exercício, uma arte ou uma ferramenta. Seu objetivo final é nos ajudar a restaurar e melhorar o equilíbrio dentro de nós mesmos e com o mundo exterior. Esse sistema de exercício único e poderosamente eficaz incorpora o antigo entendimento chinês do Universo, da Medicina Tradicional Chinesa e das artes marciais tradicionais.

Tornou-se popular hoje em dia, e você pode ter visto pessoas nos parques praticando esta dança lenta como um exercício – muitas vezes intensamente compenetradas e com expressões faciais serenas. Não é difícil de ser atraído pela beleza e naturalidade dos movimentos do tai chi, especialmente quando eles estão sendo executados em meio à natureza.

Seus muitos benefícios para a saúde e o prazer da prática são as razões pelas quais o tai chi tornou-se tão popular. Mesmo as pessoas com doenças crônicas que olham para esses exercícios suaves pensam: "sim, eu posso fazer isso" – em contraste com o suor e o vigor dos exercícios na academia. O tai chi exerce uma forte atração e, após o período de aprendizagem inicial, as pessoas muitas vezes se tornam "viciadas" nele.

Existem muitas características únicas do tai chi: os movimentos lentos e quase meditativos, por exemplo, e os movimentos circulares. Na natureza, a lentidão complementa a velocidade, e linhas retas são compensadas com curvas. Talvez sejam esses recursos que nos trazem de volta à natureza e nos ajudam a sentir e entender nosso interior – talvez sejam os principais atrativos do tai chi.

Para um ocidental, o tai chi é uma forma muito diferente de exercício. Ele é proveniente da observação da natureza. Na natureza, há equilíbrio entre dureza e suavidade, luz e trevas, movimento e quietude. Precisamos de ambos os exercícios físicos e mentais para manter a saúde e o equilíbrio: nosso corpo funciona melhor quando nos harmonizamos com a natureza.

O estilo de vida moderno alterou drasticamente o equilíbrio da natureza. O estresse da vida moderna se move a um ritmo tão rápido que não deixa tempo para ir devagar e se regenerar, e os meios de transporte diminuíram muito a quantidade de exercícios físicos que fazemos. O tai chi permite que nossos corpos tenham esse equilíbrio, permitindo-nos tempo para conhecer nosso interior. De acordo com a Medicina Tradicional Chinesa, quando um ser humano está em equilíbrio, ele alcança a saúde e a longevidade – e estar em equilíbrio com a natureza significa estar saudável.

A grande característica do tai chi é que ele pode ser facilmente adaptado e praticado por pessoas com diferentes habilidades e com alguma deficiência física – isso porque, no tai chi, o foco do treinamento centra-se no interior e seu princípio essencial é treinar as pessoas de dentro para fora.

"Dentro" significa a mente, a estrutura interna, os ossos, os músculos profundos e os órgãos internos. O método de treinamento interno usa sua mente, o que significa que praticamente qualquer pessoa que é capaz de pensar pode adaptar o tai chi como um exercício. O equilíbrio entre o interno e o externo é importante; afinal de contas, você precisa ter uma mente forte para ajudá-lo a lidar com a vida. A força interna também significa órgãos internos, músculos e ossos mais fortes, dando-lhes mais estabilidade e vigor. Como muitos estudos têm mostrado, o tai chi melhora a força muscular, o condicionamento cardiovascular e a flexibilidade – todos os componentes essenciais para uma saúde melhor. Sabemos que quando a força interna se torna fraca (mente, em casos como a depressão), as pessoas estarão mais propensas a ficar doentes.

O tai chi ajuda a melhorar quase todos os aspectos da saúde e pode ser utilizado como uma ferramenta para o crescimento pessoal. Se você tem diabetes, melhora a saúde do seu corpo e de sua mente – e, assim, sua condição. O programa especialmente concebido para os diabéticos oferece uma maneira segura e fácil de usar esta ferramenta.

Se você deseja saber mais sobre a história do tai chi, conheça o livro do Dr. Paul Lam e de Nancy Kaye, *Tai Chi for Beginners and the 24 Forms* (veja página 188).

O que é tai chi para diabetes?

Há muitas sequências e estilos de tai chi, com diferenças significativas entre eles. Depois de conhecer um pouco mais sobre o tai chi, você vai descobrir que, mesmo entre as escolas de origem semelhante, seus estilos podem variar muito; podem ter muitas diferenças quanto a variações de velocidade, esforço físico e meios de expressão.

A maioria dos estilos do tai chi é suave, embora alguns possam ser difíceis para as pessoas com diabetes – por exemplo, o estilo Yang, mais popular, com 108 movimentos, pode levar até dois anos para ser aprendido por um aluno, tendo uma aula uma vez por semana. Existem alguns estilos que podem apresentar alto risco para as pessoas com diabetes – por exemplo, o estilo Chen, que inclui saltos no ar e impactos no chão, o que poderia representar um perigo extra.

Pessoas com diabetes provavelmente irão preferir uma prática de tai chi com o mínimo de risco, e que proporcione benefícios rapidamente, seja agradável e ajude a relaxar.

Este programa especial de tai chi para diabetes é seguro, fácil de aprender e é planejado para ser eficaz na prevenção e controle da diabetes. Ele inclui dois estilos de tai chi: Sun e Yang. O estilo Sun caracteriza-se por posturas mais altas, agilidade e ênfase no Qigong (exercícios para aumentar e equilibrar a energia vital *Qi*) – é poderosamente eficaz para melhorar o relaxamento e a concentração. O estilo Yang, por outro lado, tem alguns movimentos que envolvem mais força interior e maior esforço.

O programa foi planejado com cinco níveis de esforço físico: iniciantes começam no nível mais baixo e caminham gradualmente até os níveis mais altos, à medida que surgem as melhoras nas capacidades físicas. Isso é especialmente importante para pessoas com diabetes, porque minimiza o risco de hipoglicemia, bem como outras complicações.

AS VANTAGENS DO TAI CHI

Estas são algumas das muitas razões pelas quais tantas pessoas praticam o tai chi.

- Pode ser praticado por qualquer pessoa em qualquer condição física. Você pode começar ou dar continuidade na prática do tai chi em idade bem avançada.

- É barato. O tai chi não requer nenhum equipamento, roupas especiais ou ambiente específico. Pode ser praticado em qualquer lugar, ao ar livre ou em ambientes fechados, sozinho ou em grupo. As aulas geralmente são de baixo custo. E uma vez que se aprende – a partir de um livro, vídeo ou aulas – não custa nada dar continuidade.

- O programa de tai chi para controle e prevenção da diabetes é fácil de ser aprendido. Os movimentos podem ser ajustados à sua habilidade e, com a prática regular, você pode ganhar uma melhora geral na saúde e consequente bem-estar.

- É fácil de ser praticado diariamente – você pode fazer de dez a vinte minutos por dia ou mais. É fácil ajustar o programa à sua rotina diária.

- Quanto mais você avança, mais aprecia os exercícios e mais saudável se torna. Tai chi é uma atividade em que a idade não importa: você não regride à medida que envelhece, pelo contrário, você progride independentemente da idade.

Pessoas com diabetes têm seis vezes mais risco de ter doenças cardíacas e, muitas vezes, têm falta de equilíbrio por causa da artrite e danos nos nervos dos pés. Assim, o aumento gradual do esforço físico diminui as chances de piorar essas condições médicas.

O estilo Sun sobressai nos três primeiros níveis, que foram planejados para ajudar a melhorar o relaxamento e gerar mais energia vital. O quarto e quinto níveis usam mais movimentos do estilo Yang e incluem os dois movimentos mais importantes do estilo: acariciando as nuvens e acariciando a cauda do pássaro. De acordo com Yang Shau-zhong, um dos maiores mestres Yang de tai chi, essas são as duas formas mais poderosas do estilo.

Como funciona o Tai Chi para Diabetes?

O corpo humano foi projetado para estar ativo – uma vida inativa predispõe a um maior risco de desenvolver muitas doenças. A maioria de nós sabe que o exercício físico regular é muito importante para uma boa saúde. Há provas científicas de que as pessoas que se exercitam regularmente têm cerca de 60% menos probabilidade de desenvolver a diabetes tipo 2 – que é mais do que reduzir pela metade o risco.

Se você já tem diabetes, o exercício físico regular melhora o controle de sua condição e reduz o risco de complicações, levando a uma melhor qualidade de vida.

A palavra "exercício" é frequentemente associada à transpiração e ao esforço em uma academia. Muitas pessoas com diabetes não gostam de exercícios, especialmente com essas associações em mente. E alguns exercícios podem não ser apropriados para você – por exemplo, correr pode ser arriscado para aqueles que têm neuropatia periférica (perda das terminações nervosas nas extremidades, resultando em menos sensibilidade em pés e mãos) ou algumas alterações cardíacas.

Não é importante apenas encontrar um exercício que você possa fazer com segurança, mas também é essencial encontrar um de que você goste ou que possa aprender a apreciar. Afinal, a longo prazo, você geralmente para de fazer coisas de que não gosta. O tai chi oferece uma grande vantagem: é naturalmente agradável; na verdade, para muitos, é um caminho para a saúde e a harmonia. Após a fase de aprendizado inicial, de cerca de três a seis meses, e de se familiarizar com o ritmo e as sensações do tai chi, a maioria das pessoas realmente aprecia praticá-lo. E um importante detalhe sobre o tai chi é que não se trata de competição – é apenas uma prática para você. Faz você se sentir melhor consigo mesmo. Praticar tai chi pode ser divertido – e isso faz você se sentir sereno, saudável e feliz.

Se você vive uma vida sedentária, é provável que não goste de exercícios, porque não sente prazer ao praticá-los. É muito possível que você se sinta dessa forma porque, no passado, não tenha se dado bem com os exercícios ou esportes que tentou, especialmente os mais competitivos. É um círculo vicioso – quanto menos você se exercita, menos apto você se torna, e menos se dedica a aprender, a não ser, claro, que você goste da prática.

O programa de tai chi para controle e prevenção da diabetes foi elaborado levando isso em consideração. Vai melhorar sua coordenação, você pode progredir em seu próprio ritmo e não há nenhuma classificação ou competição. Não importa como está sua condição física, uma vez que você aprenda o programa de tai chi para controle e prevenção da diabetes e o pratique regularmente, sua saúde física e mental vai melhorar. É muito provável que você se sinta tão bem consigo mesmo que vai querer continuar a prática do tai chi para toda sua vida.

Tai chi para diabetes e outros exercícios

Um exercício eficaz deve melhorar sua força muscular, condicionamento cardiovascular e sua flexibilidade. Ele também deve beneficiar sua saúde mental, de modo que você fique mais relaxado e equilibrado. O programa de tai chi para controle e prevenção da diabetes foi desenvolvido para proporcionar isso e muito mais. Ele vai ajudar você a se sentir melhor consigo mesmo e com sua diabetes. Ele também foi desenvolvido para incorporar a teoria da Medicina Tradicional Chinesa para melhorar seus benefícios à saúde.

Tai chi é diferente da maioria dos exercícios ocidentais no sentido em que os movimentos são lentos. Pessoas que estão acostumadas com o ritmo acelerado da vida moderna muitas vezes acham difícil ir mais devagar. Elas podem dizer que o tai chi é muito chato – mas observar a prática é muito diferente de praticá-la. Uma vez que você se acostume com o tai chi, a lentidão representa a paz e a tranquilidade e torna-se um complemento natural, e uma maneira de sentir e apreciar seu corpo. Mover-se lentamente permite que você conecte sua mente ao corpo e isso melhora seu foco. No tai chi temos outros padrões de movimentos, comos os movimentos em curva, em vez de lineares, que são muito diferentes das práticas ocidentais. Na verdade, mover-se em movimentos circulares faz parte da natureza – quase todos os belos objetos têm uma curva. Uma vez que você supere o constrangimento inicial, vai experimentar o prazer intrínseco das sensações e dos ritmos do tai chi. Geralmente se leva de três a seis meses para se acostumar com os movimentos do tai chi.

Muitas pessoas realmente gostam do tai chi, dos movimentos graciosos, lentos, e da tranquilidade natural. Embora possa parecer tão fácil para as pessoas que nunca o experimentaram, é, de fato, muito mais desafiador do que parece. Quando você começar a aprender o tai chi, talvez fique frustrado por não conseguir fazer os movimentos suaves e graciosos rapidamente. É bom estar ciente disso para que a decepção não o faça parar com a prática. O tai chi é como um bom vinho: fica melhor com o tempo.

Tai Chi para a Diabetes foi desenvolvido para ser fácil de aprender e rápido nos resultados, trazendo benefícios à saúde. Você não tem de praticar o tai chi até níveis elevados para obter esses benefícios; depende da frequência com que você o pratica. Muitos estudos mostram que os alunos apresentam melhoras depois de apenas três meses.

Alguns mestres mais tradicionais enfatizam as características de artes marciais do tai chi, e alguns métodos de ensino não são muito amigáveis para os alunos. Se você quer aprender com um instrutor ou mestre, é importante procurar por aquele que compreenda sua condição física e esteja disposto a trabalhar com sua equipe médica.

Todas as avaliações médicas disponíveis sobre aumento da força muscular, flexibilidade e aptidão cardiovascular foram incorporadas ao programa de tai chi para controle e prevenção da diabetes. Ele utiliza movimentos lentos e fluidos combinados com imagens mentais e respiração profunda, para ajudar a relaxar e fortalecer seu corpo. Estudos científicos têm demonstrado que o tai chi tem efeitos benéficos sobre a capacidade cardiorrespiratória, força muscular, equilíbrio e circulação periférica, e mostram que ele reduz a tensão e a ansiedade.

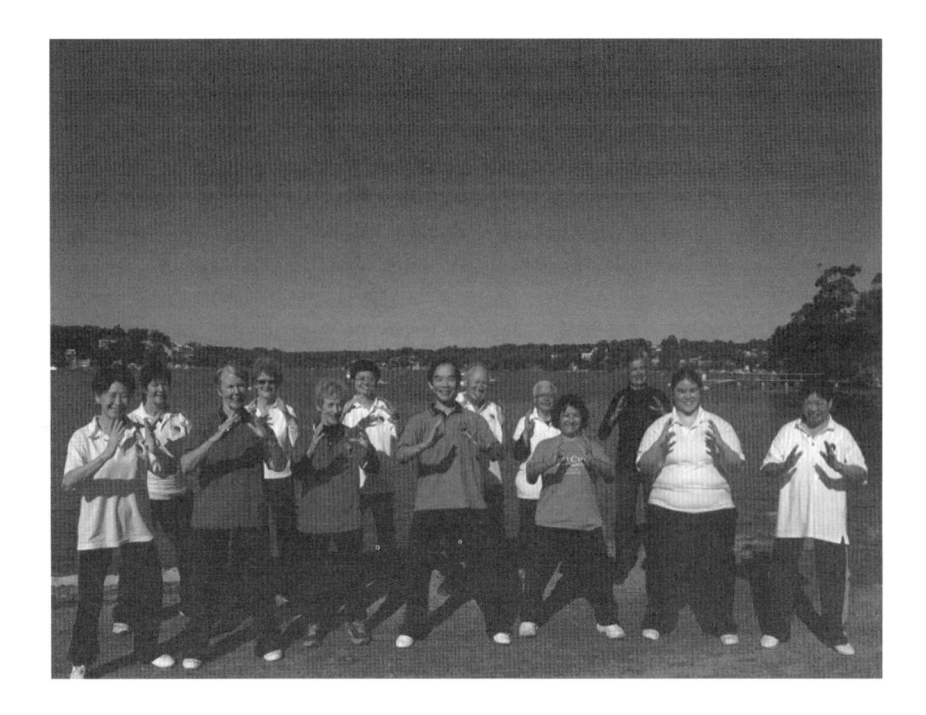

O poder da mente

O programa Tai Chi para a Diabetes aumenta a concentração, melhora o relaxamento e o humor. De modo geral, o imenso poder da mente não tem sido totalmente utilizado. Como um dos exercícios corpo-mente mais eficazes, o tai chi ensina ao aluno a aproveitar a energia vital por meio de maior autocontrole e autonomia.

Medicina Tradicional Chinesa e o *Qi*

Qi é a energia vital dentro de uma pessoa. A Medicina Tradicional Chinesa é baseada principalmente no conceito do *Qi*, o que é fundamental para a maioria das culturas orientais. De acordo com a Medicina Tradicional Chinesa, a diabetes é uma deficiência de líquidos e energia (*yin*) no pulmão, baço e rins. Portanto, melhorar o *Qi* nos meridianos apropriados melhora a diabetes. O programa Tai Chi para Diabetes foi desenvolvido para dar ênfase na melhoria desses meridianos.

Desenvolvido para manter e melhorar o *Qi*, o tai chi incentiva movimentos suaves e lentos que se estendem pelos meridianos do corpo (canais de energia ao longo dos quais a energia vital *Qi* circula) e os mantêm fortes e flexíveis. Os movimentos rítmicos dos músculos, coluna vertebral e articulações bombeiam energia por todo o corpo.

Capítulo 4
Prepare-se

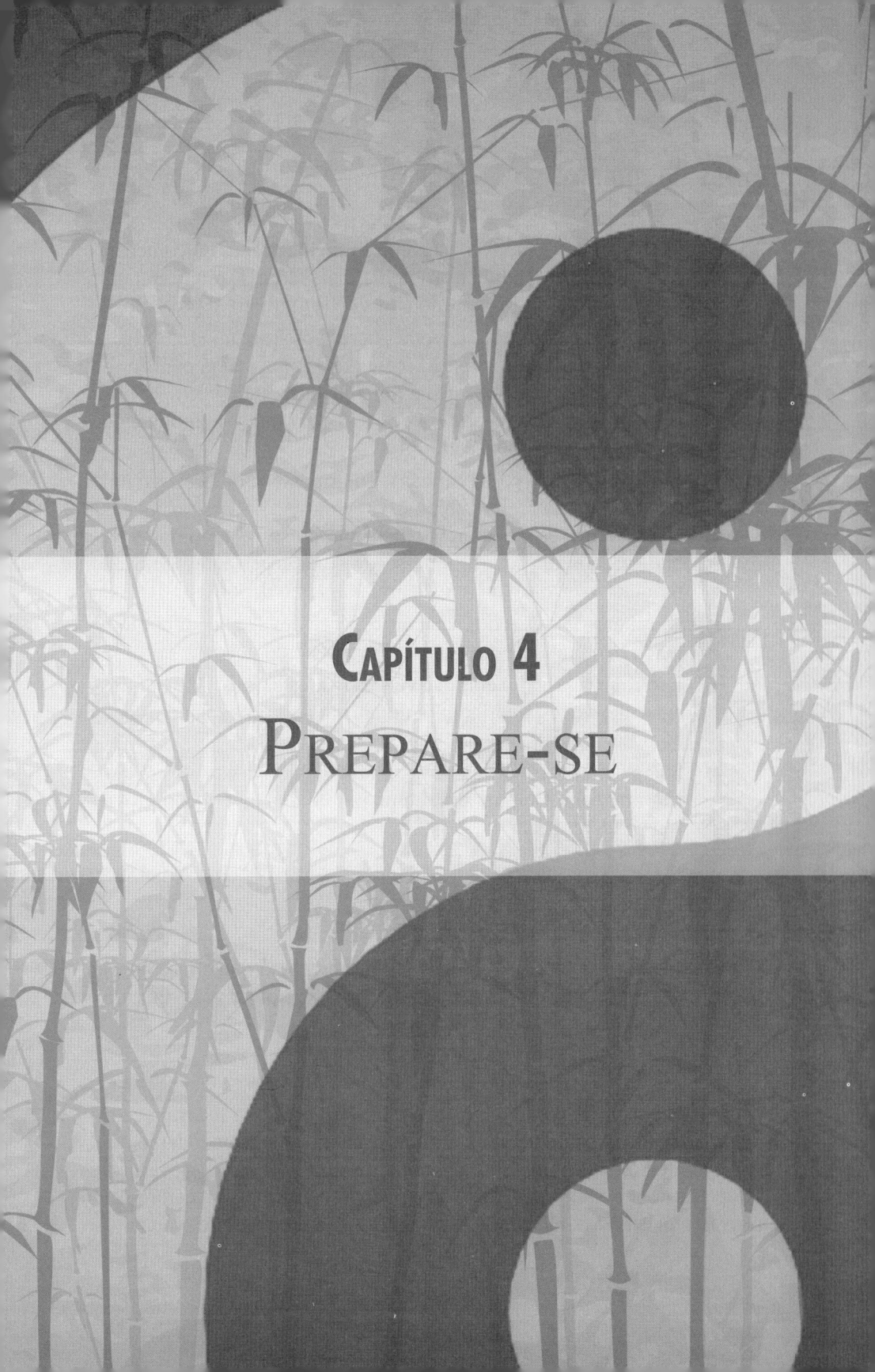

Antes de começar

- Certifique-se de conversar com seu médico antes de começar, e se você tiver qualquer problema mais tarde. É muito importante a leitura deste capítulo antes de seguir para o próximo.
- Pense sobre o motivo de você querer aprender tai chi. Talvez seja para sua saúde – física, mental ou ambas. Seja qual for o motivo, antes de começar sua jornada de aprendizagem, defina seu objetivo. Dessa forma, você não estará apenas praticando tai chi, terá uma meta a cumprir.
- Esteja preparado para praticar regularmente. Comece com um tempo que seja realmente possível para você – mesmo apenas alguns minutos – e aumente até trinta ou sessenta minutos na maioria dos dias. Certifique-se de se aquecer antes de cada prática e faça os exercícios de relaxamento depois.
- Durante a prática, ouça seu corpo. Você deve se sentir confortável, não pode haver excesso de cansaço ou dor.
- Use roupas largas e confortáveis e sapatos baixos. Ao usar um agasalho você pode facilmente ajustar as peças quando você começar a sentir frio ou calor.
- Seja paciente. Como um novato no tai chi, não espere satisfação imediata. Demora um tempo para que o tai chi comprove seus poderes.

Ajudando o tai chi a atingir o seu objetivo

Se você decidiu dar uma chance ao tai chi, perceberá que apenas praticá-lo não fará muito por você. Para alcançar seu objetivo, precisará firmar uma parceria com o tai chi. A fórmula:

Motivação + tai chi = sucesso

Você pode encontrar o ritmo e a sensação do tai chi que lhe ofereçam uma sensação de paz e serenidade que o conquistem imediatamente. Provavelmente, você também pode concluir que o tai chi não é tão fácil de aprender como esperava. A graça, aparentemente sem esforço, e movimentos suaves do tai chi não vêm nos primeiros dias de prática.

Pode ser mais difícil se movimentar lentamente do que rapidamente, especialmente se os movimentos forem mais precisos. O tai chi é diferente da maioria dos outros exercícios, porque sua filosofia e os princípios essenciais são diferentes dos exercícios ocidentais. Mais rápido nem sempre é melhor – na verdade, os movimentos lentos do tai chi podem levá-lo para um lugar tranquilo em sua mente mais rapidamente do que exercícios em ritmo acelerado. Uma vez que as pessoas se acostumam ao tai chi, a lentidão se torna um aspecto natural para a paz e a tranquilidade. Da mesma forma, mover-se em movimentos circulares pode ser um caminho mais rápido para se chegar a algum lugar. Por favor, mantenha essas observações em mente e dê um tempo para que sejam absorvidas por ela.

A maioria dos estudos médicos mostra que os benefícios do tai chi começam a surgir dentro de cerca de três meses. A prática a longo prazo lhe trará ainda mais melhoras para a saúde.

A prática regular é o principal caminho para se obter benefícios significativos do tai chi. Aqui estão algumas dicas importantes para a prática:

- Defina um tempo de prática regular, assim o tai chi se torna parte de sua rotina diária.
- Quando você começar a prática, tenha uma meta para a sessão – por exemplo, lembrar a sequência. Certifique-se de definir uma meta que seja desafiadora, mas não de forma extrema. Verifique seu objetivo frequentemente enquanto pratica. Isso vai ajudá-lo a ficar mais focado e a deixar se envolver.
- Faça um cronograma de quando você quer atingir uma meta e o quanto quer atingir – por exemplo, se seu objetivo é perder peso, defina uma meta realista de, digamos, dois quilos por mês.
- Tente praticar com outra pessoa, especialmente quando você estiver se sentindo desmotivado.
- Seja gentil com você mesmo. Fique dentro de sua faixa de conforto para o nível de esforço e duração da sua sessão.
- Faça todos os movimentos lentamente, de forma contínua e sem sobressaltos. Conforme você se tornar mais familiarizado com os movimentos, eles começarão a fluir mais facilmente e de maneira mais graciosa.

- Respire devagar, naturalmente e sem esforço. À medida que você se acostumar a fazer os movimentos, tente coordená-los com sua respiração, como instruído. Volte para sua respiração natural, se achar isso muito complicado.
- Aos poucos, aumente a duração e o número de práticas, visando a cerca de trinta a sessenta minutos para a maioria dos dias. Uma referência simples sobre quanto tempo suas primeiras sessões de prática devem ter é o período em que você pode caminhar confortavelmente em um ritmo constante.

E algumas precauções importantes:

- Continue a sessão apenas durante o tempo em que se sentir confortável. Ouça seu corpo e descanse quando você começar a se sentir cansado, com dor, ou perder a concentração.
- Converse com seu médico antes de iniciar o programa. Leve este livro e mostre o programa. Explique que o esforço físico inicial é semelhante a uma caminhada lenta e que muito gradualmente vai progredir para o nível de uma rápida caminhada. Pergunte e anote quaisquer orientações da sua equipe médica.
- Se os joelhos ficarem cansados, rígidos ou doloridos na posição inclinada, endireite-se entre os movimentos. Conforme seus músculos se tornam mais fortes, você será capaz de ficar confortavelmente na posição inclinada por mais tempo.
- Evite praticar em um lugar muito quente, muito frio ou com muito vento.
- Depois de praticar, evite expor-se a uma mudança brusca de temperatura – por exemplo, não vá imediatamente de um ambiente quente para uma área com ar-condicionado. E quando você estiver aquecido pela prática, não tome bebidas frias ou refrigeradas; submeter o corpo a mudanças repentinas e extremas pode causar danos – fato que é bem conhecido na Medicina Tradicional Chinesa e agora também é reconhecido pela medicina ocidental.
- Pratique em uma área livre de obstáculos, que tenha uma superfície antiderrapante, sem tapetes soltos.
- Não pratique quando você estiver com muita fome, logo após uma farta refeição ou quando estiver muito chateado.

- Não continue a fazer qualquer movimento que seja doloroso ou provoque desconforto. Se sentir dores no peito, falta de ar ou tonturas, ou se a dor nas articulações persistir, pare e consulte sua equipe médica.

Vestido para a prática

O que você deve usar para a prática do tai chi? A palavra-chave aqui é conforto. Use roupas confortáveis, soltas e sapatos baixos. Para a prática de todos os dias, roupas feitas de algodão são ideais, pois permitem que a pele respire e absorvem o suor. Apesar de as roupas para ginástica proporcionarem liberdade para os movimentos, não são boas para o tai chi, pois aderem à pele, inibindo o fluxo de *Qi* (o *Qi* percorre seus meridianos, que estão perto da superfície da pele). Além disso, evite elástico ao redor de sua cintura e calças justas, porque, mais uma vez, isso pode restringir o fluxo de *Qi*, bem como o fluxo de sangue.

É uma boa ideia usar agasalhos. Você pode sentir frio nos primeiros momentos da prática, especialmente no inverno, e calor pouco tempo depois. Agasalhos permitem vestir ou tirar peças. Agasalhos também são necessários no verão, no caso de você ficar muito quente, e ficar exposto a ventos mais frescos.

Descalço ou com sapatos?

Sapatos podem lhe dar um bom suporte, ajudar no seu equilíbrio e proteger seus pés se o terreno é irregular ou sujo. Além disso, se os pés ficam frios, o fluxo de *Qi* pode ser impedido. Se você tem diabetes, seus pés estão mais propensos a ter infecção ou perda de sensibilidade, de modo que deve protegê-los com sapatos bons.

Os sapatos ideais para a prática devem:

- ser confortáveis e macios;
- ser leves;
- ter apoio amplo na sola para ajudar no equilíbrio;
- ter amortecedores de impacto na sola para minimizar problemas;
- não ser muito apertados;
- ter boa ventilação.

Sapatos de amarrar, como os de artes marciais produzidos pela Adidas ou New Balance, são adequados, desde que sejam confortáveis para seus pés. Os sapatos de algodão tradicionais de fabricação chinesa também são adequados. Nos últimos anos, a China lançou diferentes tipos de sapatos de artes marciais que têm uma base alargada. Eles variam muito em qualidade, por isso tome cuidado para escolher aqueles que preenchem os critérios anteriores.

Prepare-se, ajuste os detalhes, comece...

Você definiu seu objetivo. Você já leu as instruções dos exercícios (veja página 73). Você está pronto para sua aventura na arte do tai chi. Mas antes de virar as páginas para começar seus aquecimentos, há mais uma coisa que sugerimos que você tenha: paciência – com o tai chi e com você mesmo.

Quando começar, o tai chi poderá parecer fácil, mas quanto mais você praticar, mais estará ciente dos desafios presentes no tai chi. É aí que a paciência deve ser exercitada. Não espere satisfação imediata. Não fique desapontado se você não se sentir absolutamente saudável depois de apenas alguns dias. E, acima de tudo, não espere perfeição. Ninguém pratica tai chi perfeitamente – e é aí que reside o desafio permanente da arte.

Alguns novatos podem se sentir estranhos ou até mesmo desajeitados ao praticar o tai chi, especialmente os que estão acostumados a esportes e se movem em linha reta e em movimentos rápidos. Ao contrário disso o tai chi é lento, seus movimentos são circulares e suaves. Além disso, o conceito de energia vital pode parecer estranho. No entanto, tenha certeza de que, uma vez que você se acostuma com todas essas diferenças, não vai se sentir estranho. Em vez disso, você vai ficar viciado nos movimentos suaves que contêm um imenso poder. Sugerimos que dê a si mesmo pelo menos três meses, de preferência seis, para se acostumar com esses novos conceitos.

TAI CHI E CONDIÇÕES MÉDICAS

Se você tem quaisquer problemas de saúde, não se esqueça de conversar com seu médico e deixe seus instrutores de tai chi cientes. A seguir estão algumas precauções que devem ser tomadas (em conjunto com os conselhos do seu médico).

Hipoglicemia

Um dos perigos significativos para as pessoas com diabetes que praticam exercícios físicos é a hipoglicemia (veja o capítulo 1).

Exercícios consomem um nível elevado de energia e, portanto, a glicose pode ser reduzida rapidamente no sangue. O corpo tem um sistema eficiente para regular a glicose no sangue para que ela permaneça nos níveis ideais. No entanto, como os medicamentos ou insulina têm como objetivo reduzir a glicose no sangue, podem interferir no sistema de regulação do corpo e causar hipoglicemia. É por isso que você deve informar seu médico sobre o tipo de exercício que está fazendo, e seguir seus conselhos e precauções.

Artrite e os movimentos de flexão dos joelhos

Muitas pessoas sofrem de artrite nas articulações do joelho. O tai chi exige que os joelhos sejam flexionados e fiquem na mesma altura em todo um conjunto de formas. Isso pode causar muito estresse nas articulações, especialmente nas dos iniciantes. Um dos objetivos do tai chi é manter os joelhos flexionados na mesma altura, mas você deve trabalhar esses movimentos muito lentamente (e ao longo de meses ou mesmo anos). Endireite-se entre os movimentos para evitar o excesso de estresse nos joelhos.

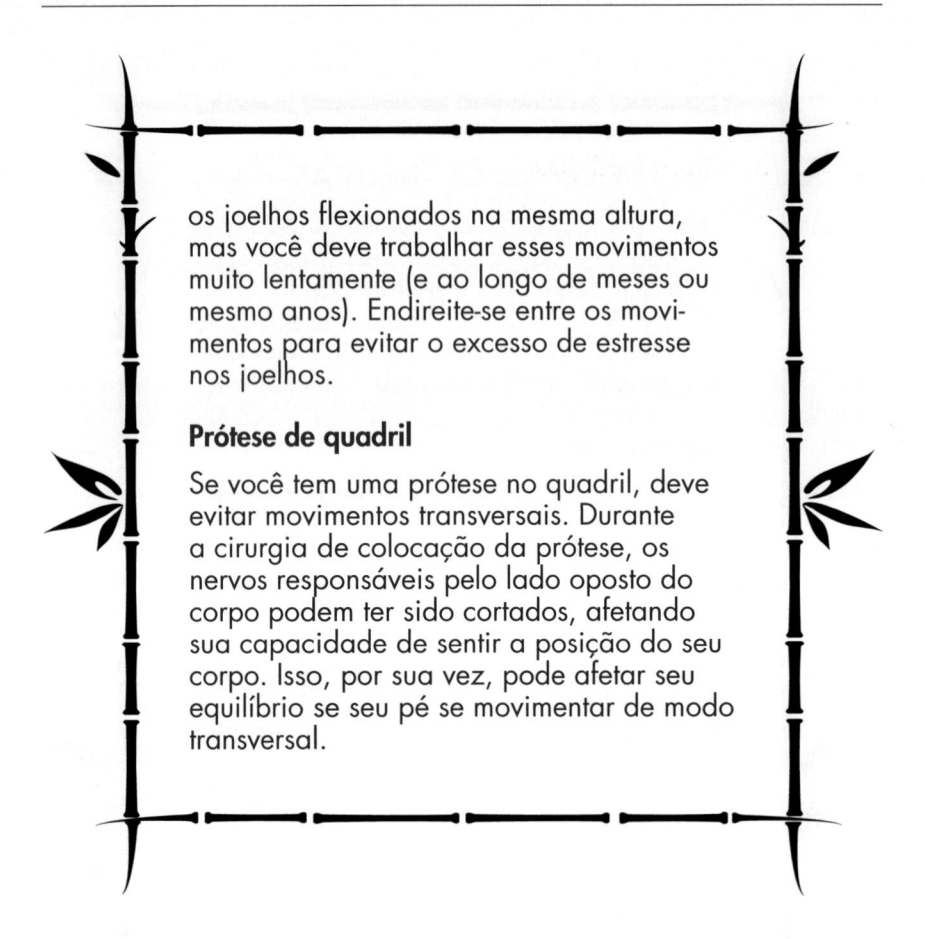

Prótese de quadril

Se você tem uma prótese no quadril, deve evitar movimentos transversais. Durante a cirurgia de colocação da prótese, os nervos responsáveis pelo lado oposto do corpo podem ter sido cortados, afetando sua capacidade de sentir a posição do seu corpo. Isso, por sua vez, pode afetar seu equilíbrio se seu pé se movimentar de modo transversal.

Passos 1 a 3

O aquecimento e o relaxamento pós-prática

Para ajudá-lo a se lembrar dos passos, desenvolvemos o Passo 1 com *um* exercício, o Passo 2, com *dois* alongamentos para seis partes do corpo, e o Passo 3, com *três* exercícios. Comece aprendendo os passos 1 a 3, no seu tempo e praticando até que você esteja confortável com essas três etapas. São exercícios de aquecimento e relaxamento suaves e fáceis de lembrar. Quando estiver pronto para avançar para além do Passo 3, tenha em mente que você deve sempre começar com os passos

1 e 2 para aquecer e preparar seu corpo. Você deve terminar com o Passo 3, os exercícios de relaxamento, para evitar lesões.

Concentre-se na sensação e no ritmo do tai chi e não se preocupe muito com pequenos detalhes.

Se acontecer de você ter algum problema físico que o impeça de fazer os exercícios e os movimentos de todos os passos, siga as instruções contanto que permaneça dentro de sua zona de conforto e seja capaz de realizar todos os movimentos, mas visualize a realização de todos. Digamos, por exemplo, que você sofreu um acidente vascular cerebral e não pode mover sua perna esquerda. Visualize que a perna esquerda está se movendo em toda sua extensão, enquanto você move outras partes do corpo. Estudos têm mostrado que as pessoas podem melhorar suas habilidades com a visualização.

Passo 1: aquecer – um exercício para ativar a circulação.

Passo 2: alongamento – dois exercícios para seis partes do corpo e que preparam seu corpo para o tai chi.

Passo 3: relaxamento – três exercícios para fazer na conclusão das sequências e para aumentar sua flexibilidade, prevenindo lesões.

Planilha de treinamento

Nós montamos uma planilha de treinamento com base em uma aula de trinta minutos. Se você tem apenas dez minutos ou não se sente capaz de exercitar-se por meia hora por causa de sua condição física, faça apenas parte dos exercícios. A planilha é apenas um guia. Use seu critério e a ajuste de acordo com sua própria capacidade física e velocidade de aprendizagem. Lembre-se: é melhor ser lento e aprender bem, a tentar aprender todo o programa rapidamente e perder os princípios importantes. Além disso, a duração do exercício não é algo rígido. Tenha em mente que cinco minutos de exercício é melhor do que nenhum.

Depois de uma sessão para se familiarizar – uma "aula de aprendizagem" –, planeje cerca de cinco sessões de treinos para se habituar totalmente e se sentir confortável com os movimentos, e só então passe para a próxima etapa – por exemplo, faça uma "aula de aprendizagem" na segunda-feira e uma prática todos os dias durante uma semana; em seguida, inicie a próxima etapa na semana seguinte. Tente praticar diariamente, ou pelo menos na maioria dos dias.

Conhecer os três primeiros passos pode levar de uma a três "aulas de aprendizagem".

Uma vez que você se familiarizou com os três primeiros passos, pode começar a aprender o Qigong para a diabetes. Use de uma a duas aulas para aprender a parte 1, Qigong Estático, e o mesmo tempo para a parte 2, Qigong Dinâmico.

A próxima etapa é o conjunto de 11 movimentos básicos, que é o núcleo do tai chi para o programa de controle e prevenção da diabetes. Uma orientação geral é usar uma aula de aprendizagem por movimento; no entanto, movimentos difíceis, como Acariciando Nuvens, podem demorar duas ou três aulas.

Você pode continuar a praticar o Qigong para diabetes e o conjunto de 11 movimentos durante o tempo que desejar, a fim de melhorar sua saúde e sua condição física e alcançar níveis avançados do tai chi. No entanto, se você tiver praticado por pelo menos três meses e preferir mudar para algo mais desafiador, considere começar a sequência avançada dos nove movimentos.

Nível de esforço físico

Este programa foi desenvolvido com cinco níveis de esforço físico para minimizar quaisquer potenciais complicações. Comece no Nível 1 e pratique por um período até você se sentir fisicamente confortável e apto, antes de passar para o próximo nível. Consulte sua equipe médica se tiver qualquer dúvida.

- *Nível 1*: Passos de 1 a 3, com os exercícios de aquecimento e relaxamento: você pode começar a praticá-los sentado, se não se sentir confortável para fazê-los em pé. Se você estiver praticando sentado, não se esqueça de visualizar o restante do seu corpo em movimento, tão completamente como mostrado.
- *Nível 2*: Qigong Estático para a diabetes.
- *Nível 3*: Qigong Dinâmico para a diabetes.
- *Nível 4*: Sequência básica de 11 movimentos.
- *Nível 5*: Sequência avançada de nove movimentos.

PASSO 1: EXERCÍCIOS DE AQUECIMENTO

Por cerca de dois minutos, ande, agitando as mãos e as pernas, e abrindo e fechando as mãos. Este exercício solta seu corpo e articulações e ativa a circulação, preparando o corpo para os exercícios que seguem.

PASSO 2: EXERCÍCIOS DE RELAXAMENTO

Os princípios do tai chi estão integrados a esses exercícios. Praticá-los regularmente melhorará sua flexibilidade e condicionar seus músculos.

- Faça todos os movimentos lentamente, de forma contínua e sem sobressaltos.
- Pratique dentro de sua zona de conforto. A primeira vez em que você fizer um movimento, alongue apenas 70% – aumente gradualmente.
- Quando for o caso, faça em ambos os lados.
- Faça cada alongamento de três a cinco vezes. Não importa o lado em que você fizer primeiro.
- Se você tiver qualquer dificuldade em se equilibrar, use uma cadeira ou uma parede de apoio.
- Vamos alongar suavemente seis partes do corpo – pescoço, ombros, coluna, quadris, joelhos e tornozelos – com dois alongamentos para cada uma das partes. Talvez saber que estamos trabalhando de cima para baixo, começando com o pescoço e terminando na altura dos tornozelos, possa ajudá-lo a lembrar-se deles. Mas tudo bem se você preferir trabalhar de baixo para cima.
- A menos que especificado em contrário, mantenha seus pés na largura dos ombros.

Pescoço

1. ABAIXANDO A CABEÇA

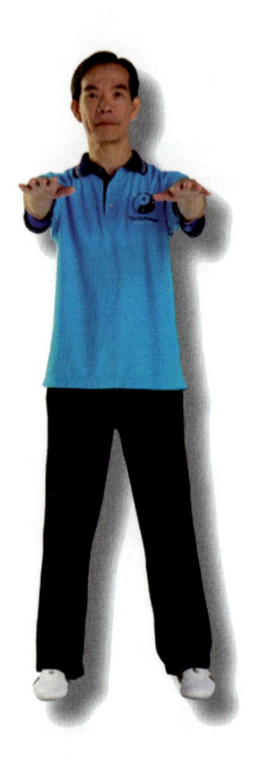

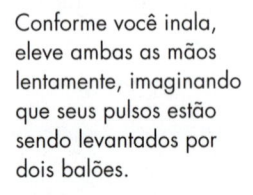

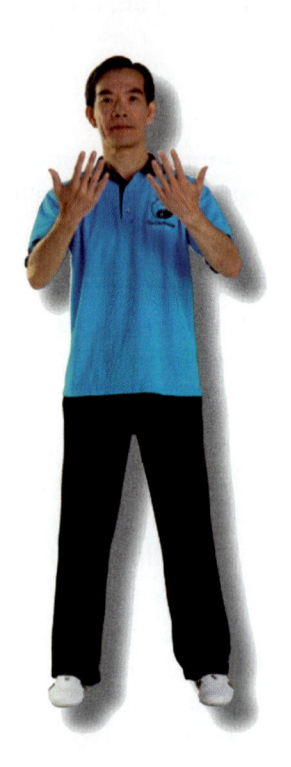

Conforme você inala, eleve ambas as mãos lentamente, imaginando que seus pulsos estão sendo levantados por dois balões.

Vire as palmas das mãos, de modo que seus dedos estejam voltados para cima. Traga-os em direção ao peito e mova o queixo (ou a cabeça) para trás suavemente.

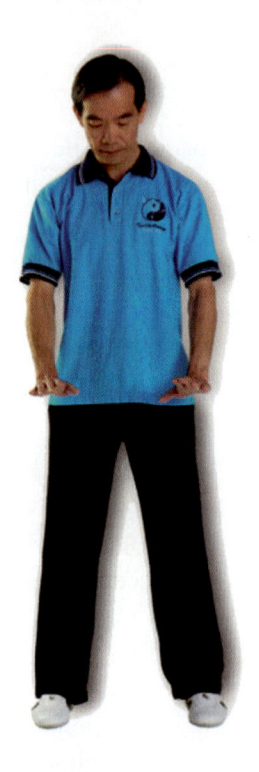

Expirando, empurre as duas mãos para fora, estendendo-as na sua frente, e, em seguida, pressione as mãos para baixo lentamente e com cuidado. Ao mesmo tempo, traga lentamente a cabeça para baixo em direção ao peito.

2. GIRANDO A CABEÇA

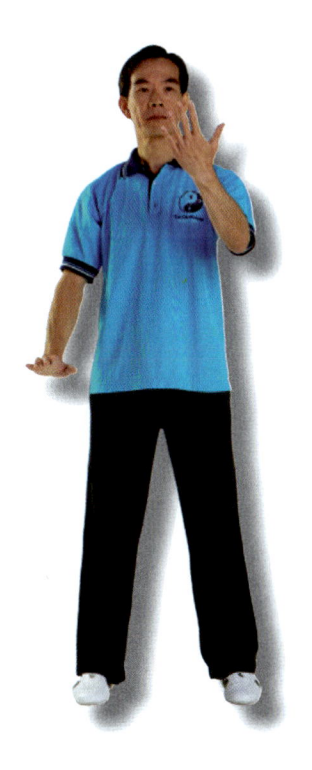

Levante as duas mãos como no exercício anterior; em seguida, vire sua mão esquerda de modo que seus dedos apontem para cima e a palma esteja voltada para você. Ao mesmo tempo, empurre a mão direita para baixo para que esteja perto do quadril, com a palma para baixo. Olhe para a palma da mão esquerda.

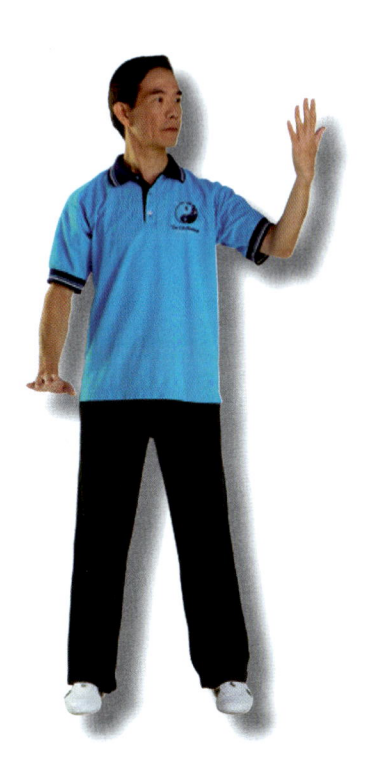

Mova sua mão esquerda para a esquerda, vire a cabeça lentamente para a esquerda e mantenha seus olhos na palma da sua mão. Em seguida, volte a olhar para a frente. Alterne o movimento para que sua palma direita esteja agora de frente para você e a esquerda perto do quadril esquerdo. Vire-se para a direita enquanto olha para a palma da mão direita.

Ombros

1. ROTAÇÃO DOS OMBROS

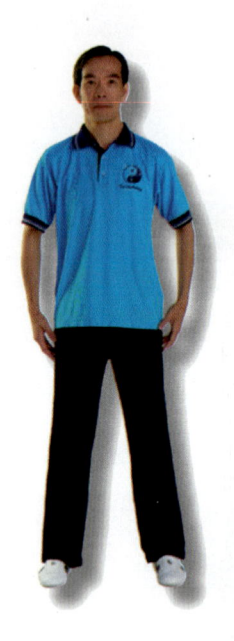

Rotacione os ombros suavemente para a frente três vezes e depois três vezes para trás.

2. *QI* ESTÁTICO

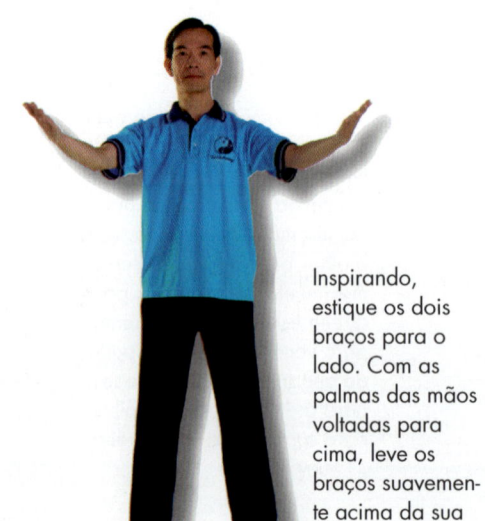

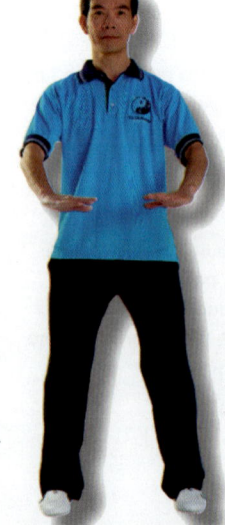

Inspirando, estique os dois braços para o lado. Com as palmas das mãos voltadas para cima, leve os braços suavemente acima da sua cabeça.

Ao expirar, pressione suavemente suas mãos para baixo em frente ao seu corpo e abaixo do umbigo.

Coluna

PARAÍSO E TERRA

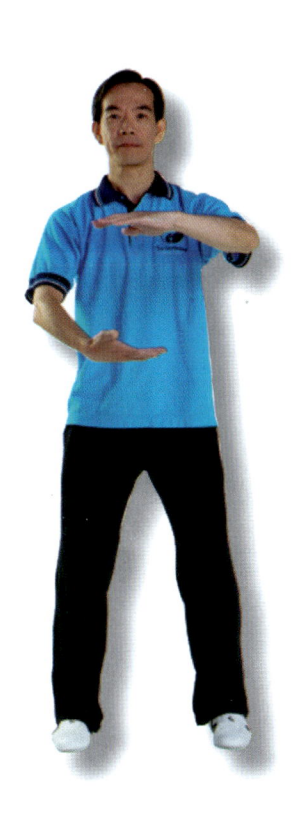

Mantenha as mãos à sua frente, uma acima da outra, como se estivesse carregando uma grande bola de praia. Inspire.

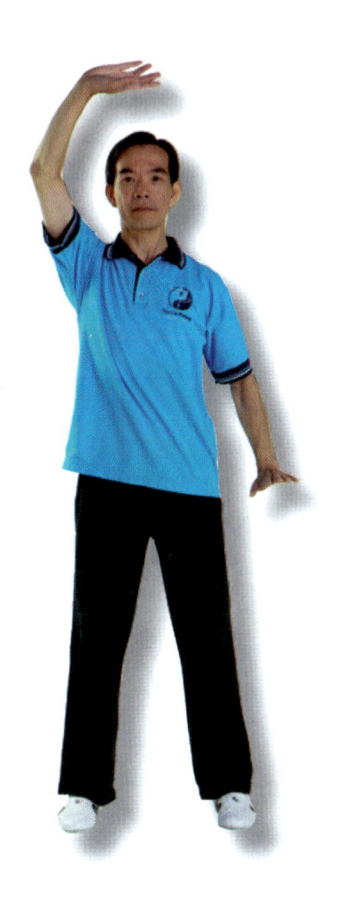

Expirando, empurre a mão de cima para cima como se a palma da mão estivesse empurrando o teto. Ao mesmo tempo, empurre a outra mão pela lateral do seu corpo e imagine que alonga sua coluna suavemente. Repita o exercício com a outra mão.

GIRANDO A COLUNA

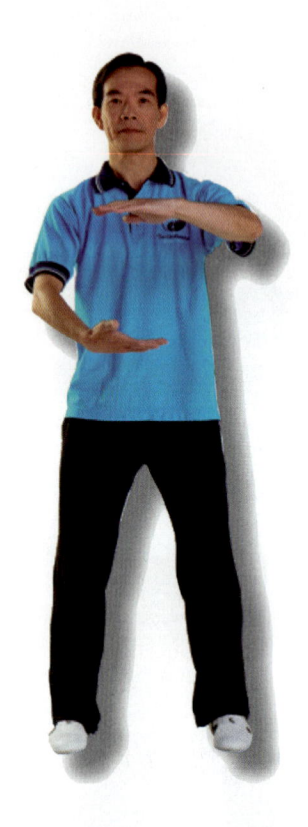

Mantenha as mãos à sua frente, uma acima da outra, como se estivesse carregando uma grande bola de praia. Mão esquerda acima.

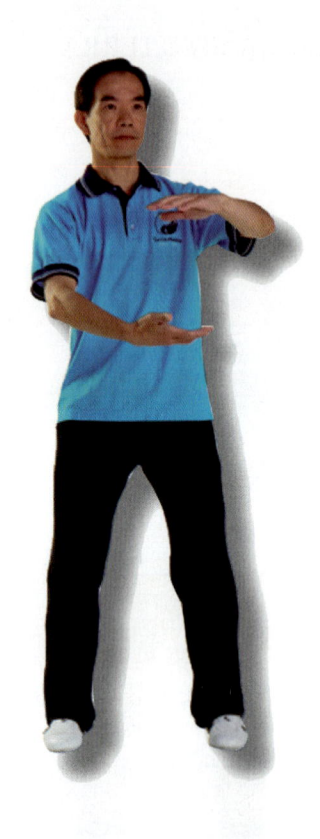

Flexione os joelhos levemente, gire sua cintura suavemente para a esquerda. Em seguida, alterne colocando a mão direita por cima e vire à direita. Mantenha as costas eretas e flexíveis e certifique-se de girar não mais que 45 graus, vindo de frente (desenhe uma linha imaginária vertical para o joelho e não deixe suas mãos passarem dessa linha).

Quadril

1. ALONGAMENTO PARA A FRENTE

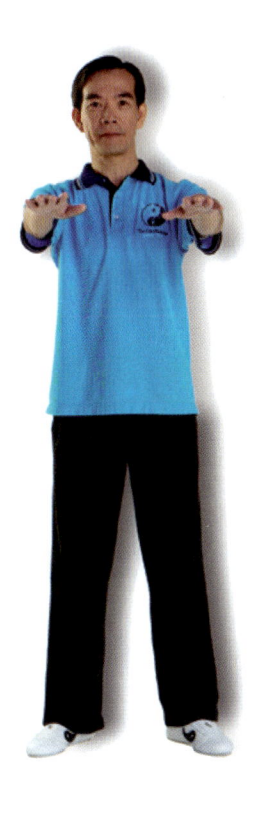

Comece com as mãos à sua frente, com os joelhos levemente dobrados.

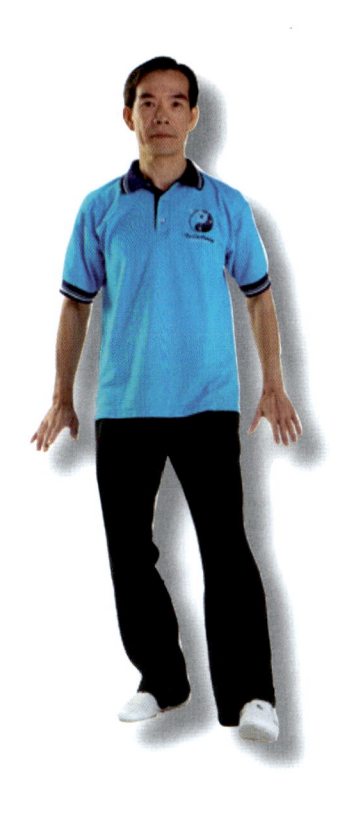

Coloque o calcanhar esquerdo para fora à sua frente e empurre as duas mãos para baixo, para ajudar no equilíbrio.

2. ALONGAMENTO LATERAL

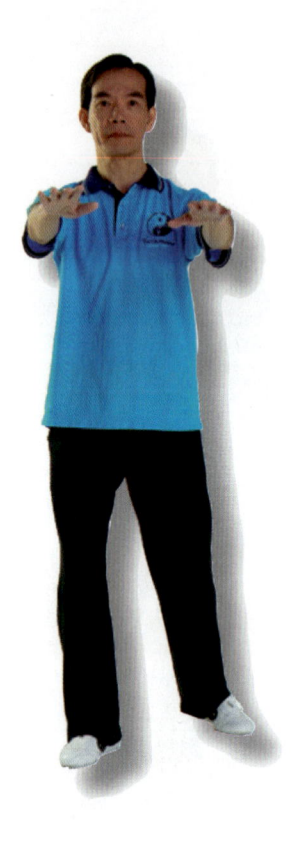

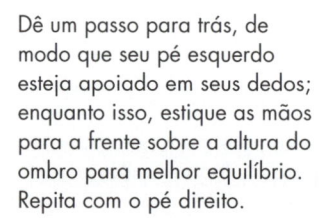

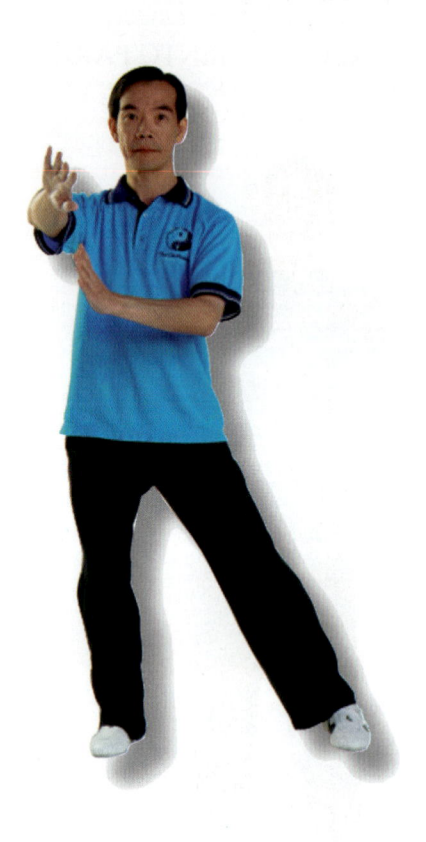

Dê um passo para trás, de modo que seu pé esquerdo esteja apoiado em seus dedos; enquanto isso, estique as mãos para a frente sobre a altura do ombro para melhor equilíbrio. Repita com o pé direito.

Dobre os joelhos levemente, empurre as mãos para o lado esquerdo como se você estivesse empurrando uma parede. Ao mesmo tempo, alongue o pé direito para os lados. Mantenha a postura ereta e alongue só o quanto se sentir confortável. Repita com o outro lado.

Uma alternativa fácil: Coloque seu pé esquerdo no chão paralelo ao pé direito antes de recuar.

Joelhos

1. CHUTE

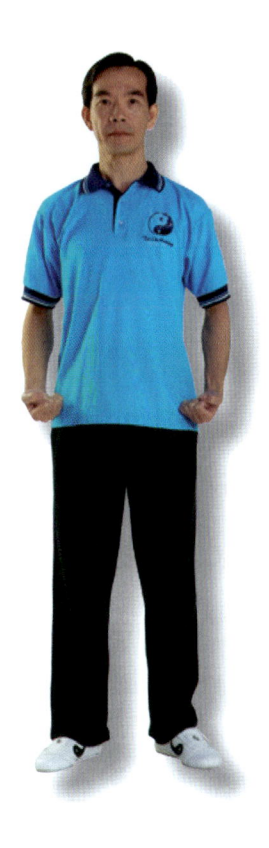

Feche as mãos em punhos soltos, a palma para cima, descansando nas laterais dos quadris. Dobre os joelhos levemente.

Alternativa: Alongue um pé de modo que os dedos toquem o chão, e depois o traga de volta.

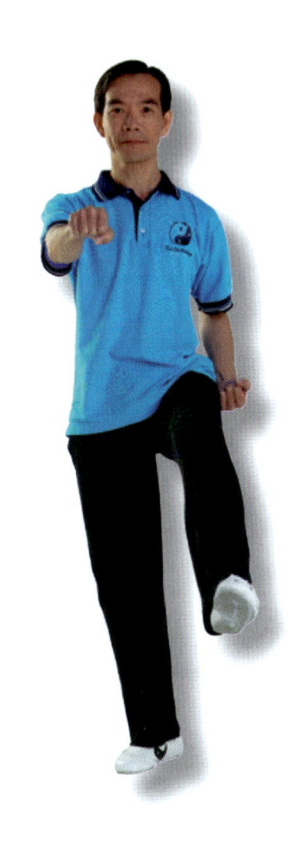

Alongue um pé (como um movimento de chute, mas devagar e com cuidado). Ao mesmo tempo, dê um soco delicadamente com o punho oposto, virando a palma para baixo. Retorne seu braço e sua perna para trás. Repita com o outro lado.

2. PASSO ADIANTE

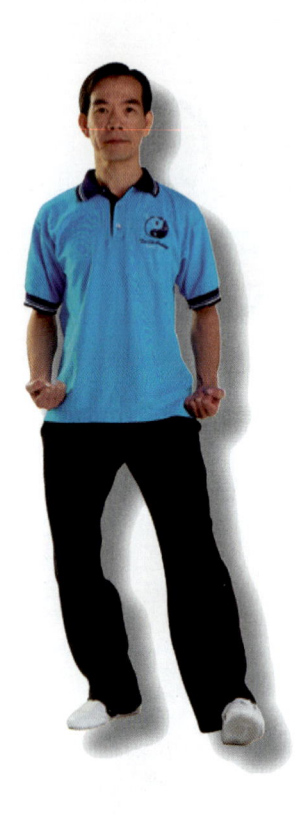

Mantenha seus punhos ao lado de seus quadris como no exercício anterior, dobre os joelhos levemente e dê um passo à frente com um pé.

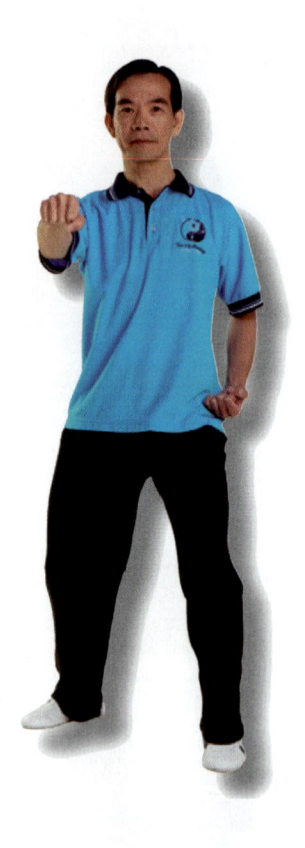

Transfira o peso para a perna da frente e, conforme seu corpo se move para a frente, dê o soco com o punho oposto. Recue seu braço e sua perna. Repita com o outro lado.

Tornozelos

1. BATIDAS LEVES

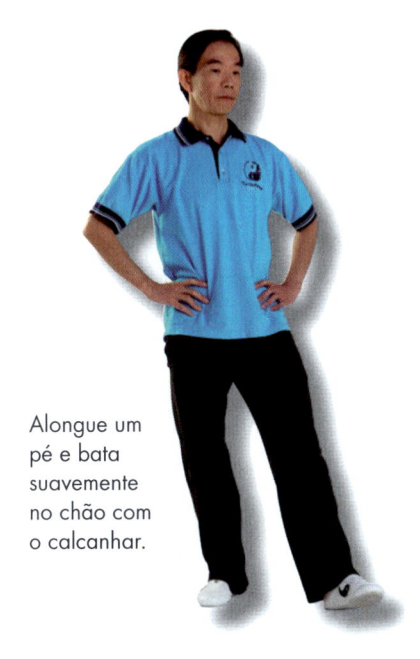

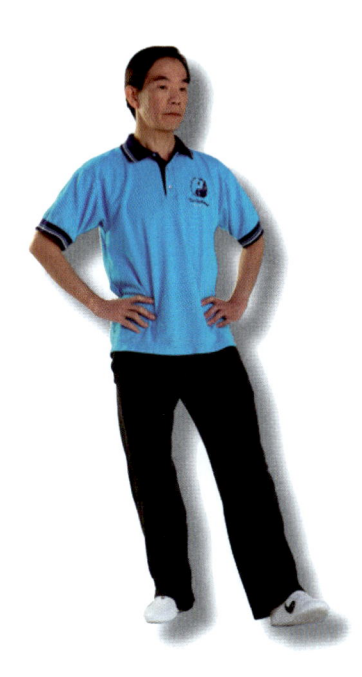

2. ROTAÇÃO

Alongue um pé e bata suavemente no chão com o calcanhar.

Levante o calcanhar de um dos pés, aponte os dedos para baixo e gentilmente gire o pé em uma direção por três vezes e, em seguida, na outra direção por três vezes. Repita o exercício com o outro pé.

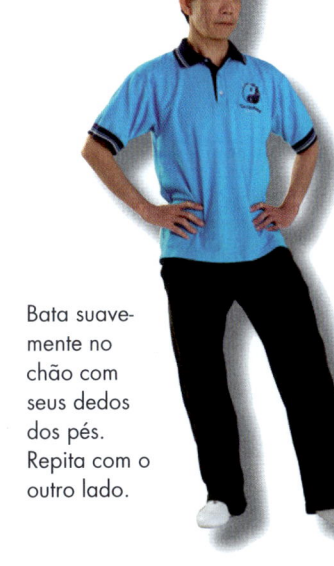

Bata suavemente no chão com seus dedos dos pés. Repita com o outro lado.

Alternativa: Gire seu pé para dentro e para fora várias vezes, evitando o excesso de alongamento por não colocar peso sobre o pé e rotacione. Repita o exercício usando o outro pé.

PASSO 3: RELAXAMENTO

Estes exercícios devem ser feitos depois de concluir sua sessão de tai chi. Você deve aprendê-los agora para que possa praticá-los após sua primeira aula. Esses exercícios vão ajudar a melhorar sua flexibilidade, relaxar os músculos e prevenir lesões.

1. ESTIMULANDO AS COXAS

2. CONTRAIA E RELAXE

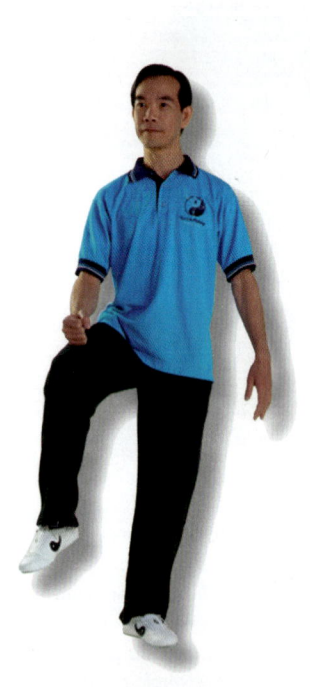

Inspirando, aperte as mãos, contraia os músculos do seu corpo delicadamente e fique na ponta dos pés, se puder.

Levante sua coxa até uma altura confortável e estimule com uma batida suave. Repita com a outra perna.

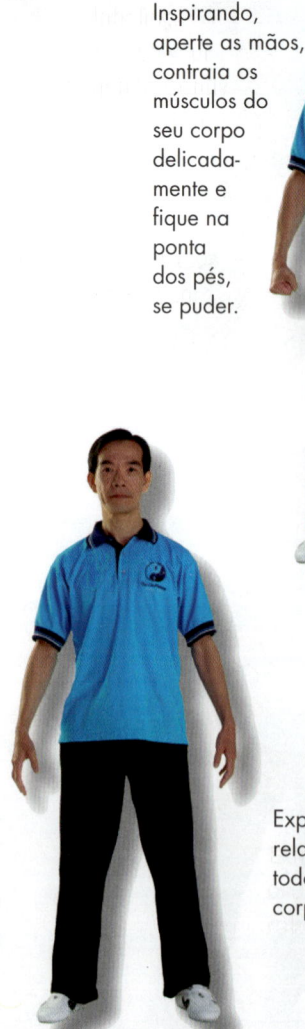

Expire, relaxando todo o corpo.

3. *Qi* ESTÁTICO

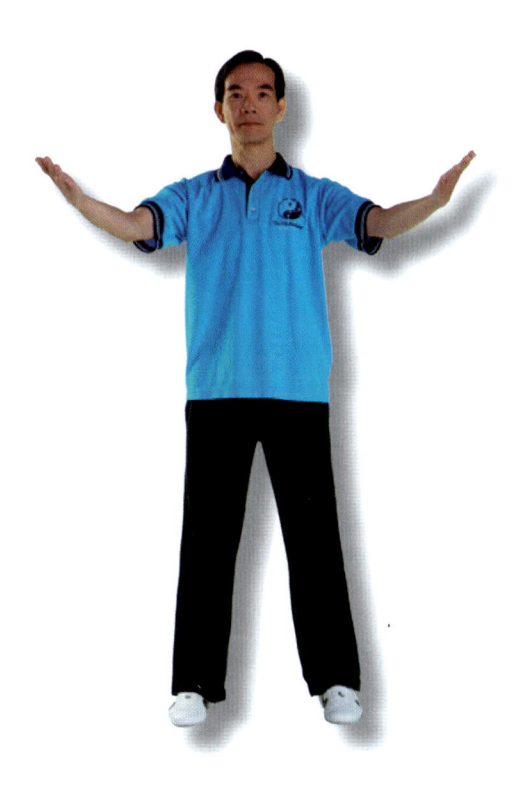

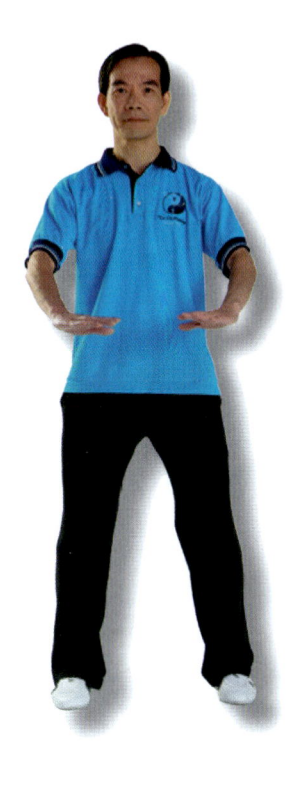

Inspirando, estique os dois braços para o lado. Com as palmas das mãos voltadas para cima, leve os braços suavemente acima da sua cabeça.

Ao expirar, pressione suavemente suas mãos para baixo em frente ao seu corpo e abaixo do umbigo.

Nota: Estes são os mesmos exercícios da segunda sequência de alongamento para os ombros (veja página 96).

Parte III

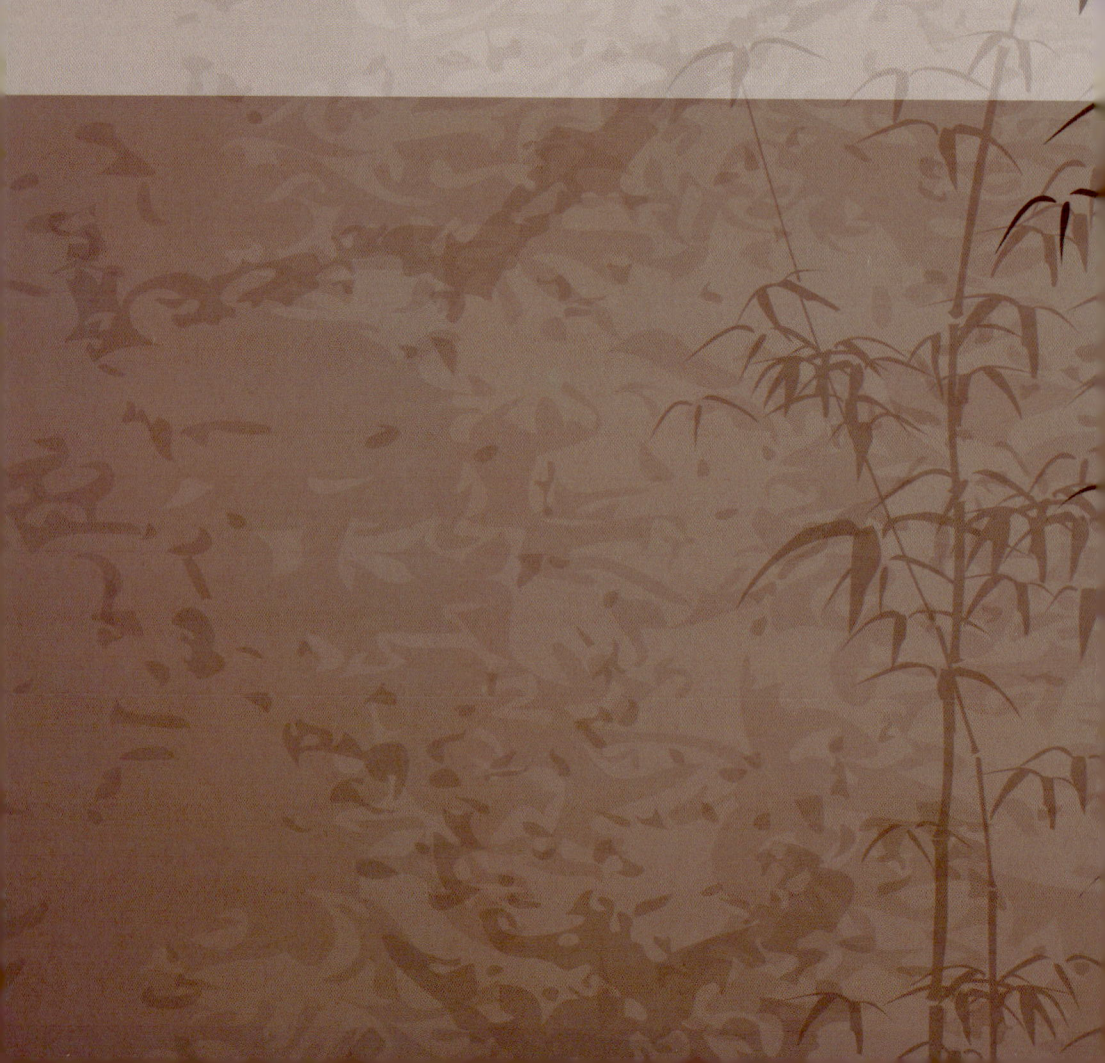

Capítulo 5
Tai Chi para a Diabetes — o Programa

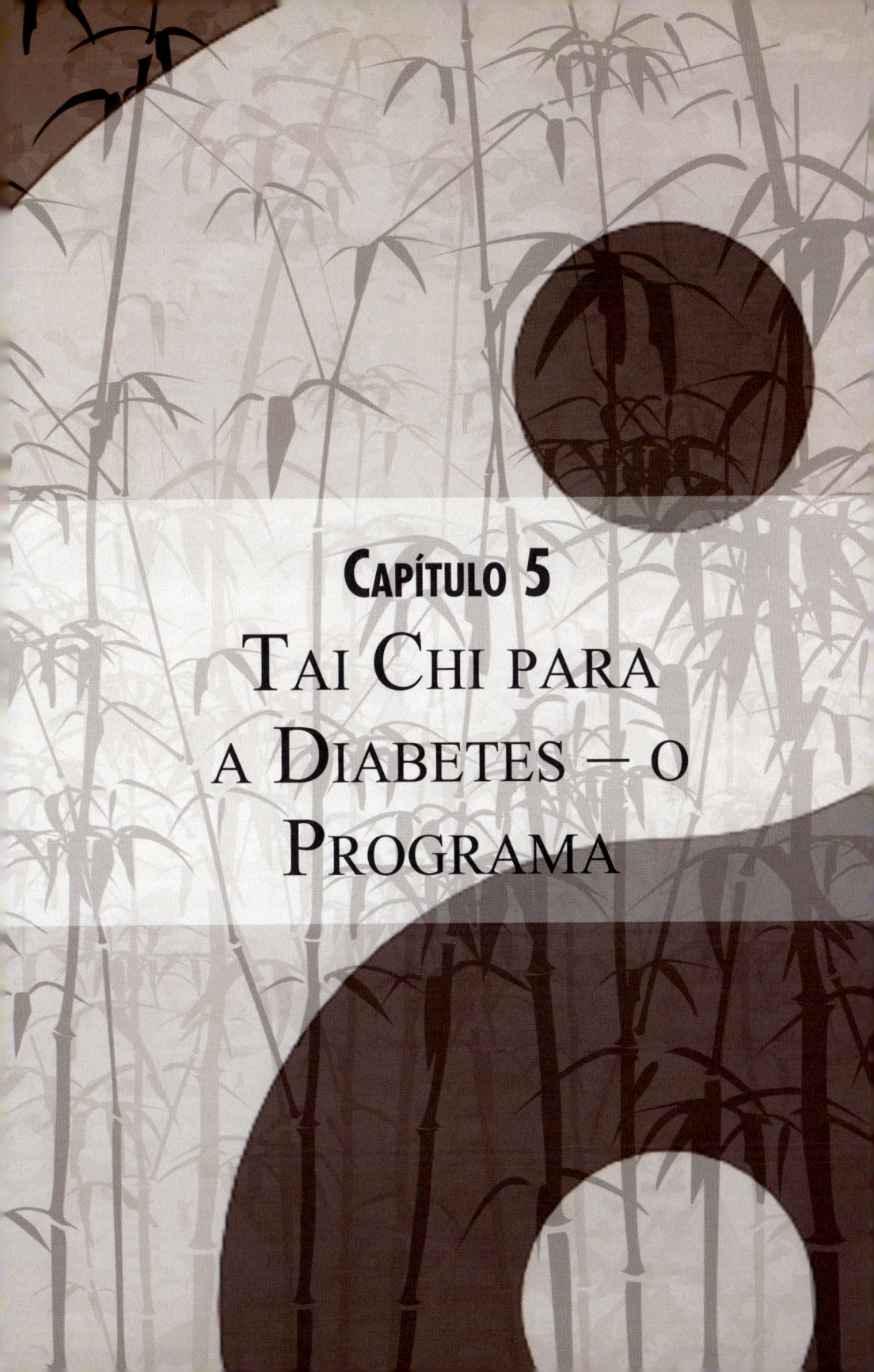

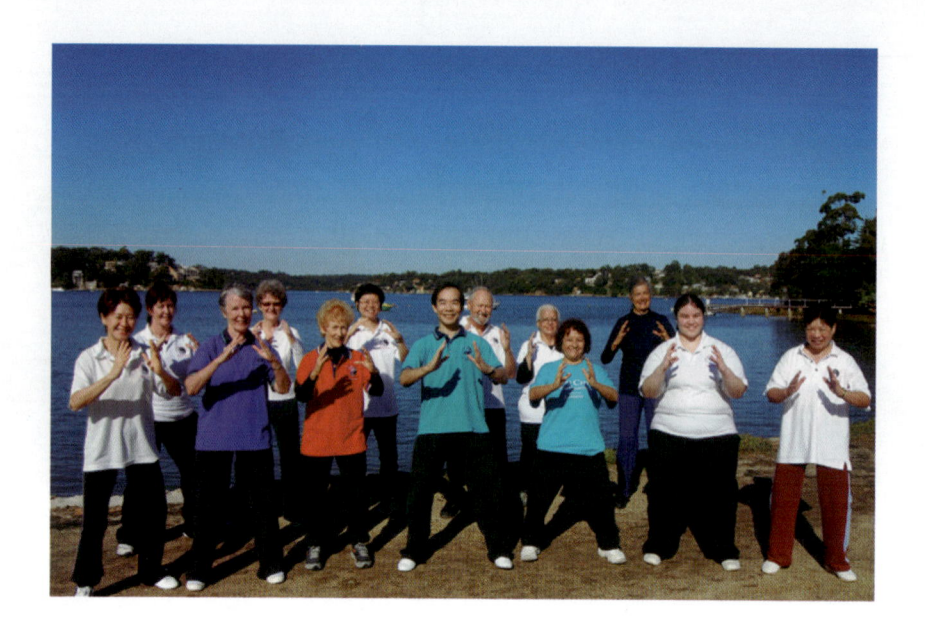

Qigong para diabetes

Qigong é uma prática milenar chinesa, que melhora a saúde e o relaxamento. Sim, o tai chi faz isso também. Existem inúmeros tipos de Qigong, enquanto o tai chi é um exercício que incorpora o Qigong como seu centro energético. Uma boa maneira de ver isso é que o tai chi é uma forma avançada e única de Qigong.

Qi é a energia da vida dentro de uma pessoa – na verdade, de acordo com a medicina chinesa, a energia Qi^* é a vida. Ela flui por canais específicos, chamados canais de energia ou meridianos – os mesmos meridianos usados pelos acupunturistas (a acupuntura é baseada no mesmo conceito de energia *Qi*) – e desempenha muitos papéis, como auxiliar o fluxo do sangue, o fluido linfático e a energia ao redor do corpo.

Uma pessoa com a energia *Qi* fortalecida será saudável e viverá uma vida longa. Cada um de nós é dotado ao nascer com a energia *Qi* essencial. Essa energia *Qi* essencial integra-se ao *Qi* absorvido dos alimentos e da água no aparelho digestivo, e ao *Qi* extraído do ar que

---

*N.T.: Na China, o termo mais comum para definir a energia vital é *Qi* (também conhecida como Chi). A compreensão do conceito de *Qi* é fundamental para a Medicina Tradicional Chinesa e está presente na maioria das artes marciais orientais. No Japão é conhecida como *Ki*.

você respira, para formar a energia vital do corpo. O centro de armazenamento da energia *Qi* é o *dan tian*, uma área situada três dedos abaixo do umbigo.

O conceito da energia *Qi* é fundamental para a medicina chinesa. Os praticantes acreditam que o *Qi* pessoal está relacionado ao *Qi* do meio ambiente e do universo. O *Qi* se torna mais forte quando você está em harmonia com seu meio ambiente, tem uma boa alimentação, faz exercícios regularmente e desfruta tranquilidade mental.

Gong significa "um método de exercício que requer muito tempo para fazer bem". Embora existam inúmeras formas de Qigong, ele é basicamente a prática e a manutenção de energia *Qi*. É composto por exercícios especiais de respiração e meditação, por vezes integrados a movimentos. O tai chi incorpora o Qigong como uma parte da sua prática – de fato, a força do tai chi é o *Qi*.

Quando você pratica exercícios de Qigong, a maioria deles com movimentos simples, pode se concentrar em seu interior sem ter de pensar muito nos diferentes movimentos. Essa concentração em uma imagem mental e no relaxamento irá melhorar seu tai chi e irá ajudá-lo a agregar o *Qi* aos movimentos.

O tai chi, que é muitas vezes chamado de "meditação em movimento", contém muitos elementos de Qigong e é um dos exercícios mais eficazes para o cuidado com a energia *Qi*.

O estilo Sun, que compõe metade desse programa, traz um Qigong intenso e poderoso. Os movimentos suaves e lentos abrem os canais de energia e os mantêm fortes e flexíveis, os movimentos rítmicos dos músculos, coluna vertebral e articulações bombeiam energia através do corpo todo, e a concentração intensa acalma e une corpo, mente e espírito.

O programa de Qigong para prevenção e controle da diabetes

Qigong criado especialmente para este programa, este é fundamentado no Qigong tradicional e no estilo Sun do tai chi. Os exercícios ajudam você a relaxar e preparar o corpo e a mente para a sequência de tai chi. Eles são eficazes na manutenção do *Qi* e melhoram a prática regular do tai chi.

1. Qigong Estático

ABRIR E FECHAR

Fique com seu corpo ereto, mas relaxado, com os pés ligeiramente afastados e joelhos relaxados. Olhe para a frente, incline o queixo ligeiramente para dentro e relaxe os ombros. Ao mesmo tempo, fique ereto sem tensão.

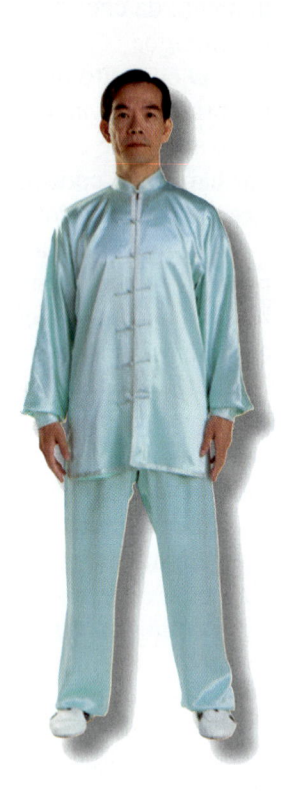

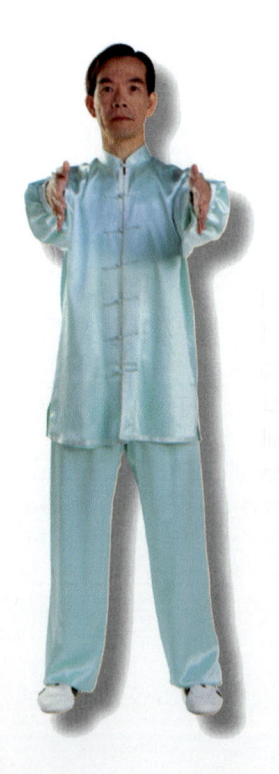

Inspirando, leve lentamente as mãos até a altura dos ombros, com as palmas voltadas uma para a outra. No centro da palma da mão, há um ponto de acupuntura, *Lao Gong*, que é o centro de energia no membro superior. Quando os dois pontos de acupuntura em ambas as palmas das mãos estão alinhados de frente um para o outro, o fluxo de *Qi* é reforçado.

Flexione os joelhos devagar e delicadamente – se você olhar para baixo e não conseguir ver os dedos dos pés, então está flexionando intensamente. Traga as duas mãos para a frente do seu peito: isso é chamado de Posição de Oração (não há nenhum significado religioso por trás desse nome – é apenas uma maneira de descrever a aparência da posição).

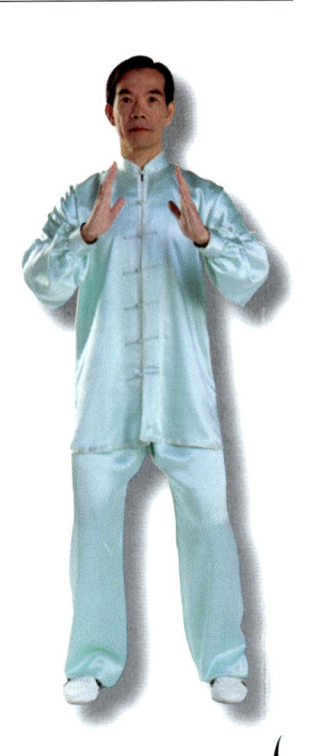

FORÇA MAGNÉTICA

Para abrir e fechar o corpo energeticamente, conforme você abre suas mãos, imagine que há uma força magnética suave entre as palmas, impedindo-o de movê-las, de modo que tenha de as repelir delicadamente. Conforme você empurra as mãos uma contra a outra, imagine a força magnética trabalhando no sentido inverso, de modo que você tenha de empurrá-las suavemente para mais perto.

Abra: inspirando, abra lentamente as mãos até a largura dos ombros. Conforme você inspira, visualize o ar entrando em seu nariz lentamente, passando por sua traqueia e suavemente enchendo seus pulmões e, em seguida, seu abdômen. Se sentir os joelhos cansados, endireite lentamente ao mesmo tempo.

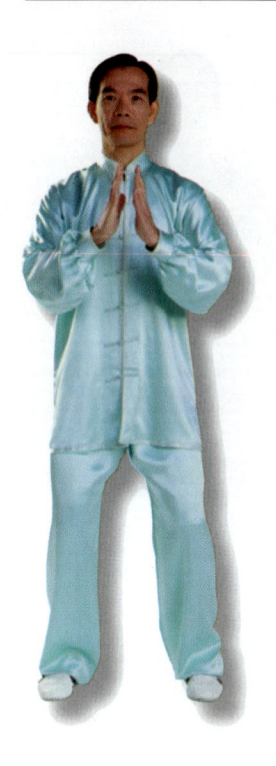

Feche: expirando lentamente, empurre as mãos uma em direção à outra. Ao expirar, visualize o ar sendo expelido lentamente de seu abdômen e pulmões, através de sua traqueia e do nariz. Flexione os joelhos delicadamente caso os tenha endireitado no movimento anterior.

Depois de fazer os exercícios de abrir e fechar três vezes, traga sua mão direita para baixo e mais perto do peito com a palma virada para cima. Ao mesmo tempo, empurre a palma da mão esquerda para frente de seu ombro e vire-a para baixo.

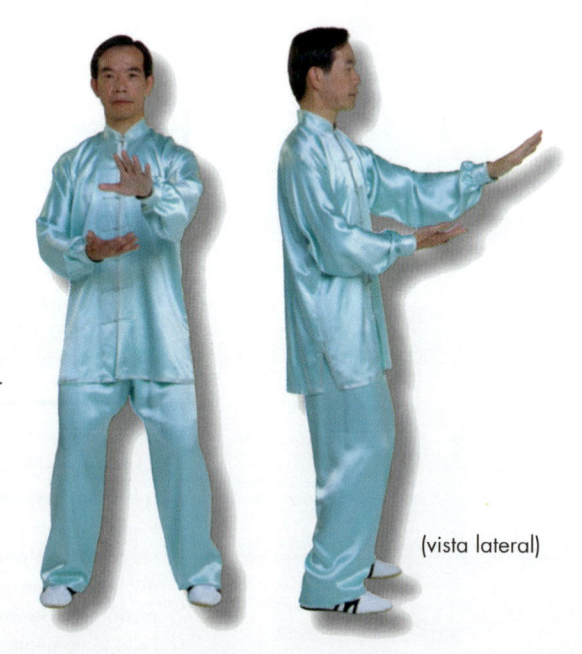

(vista lateral)

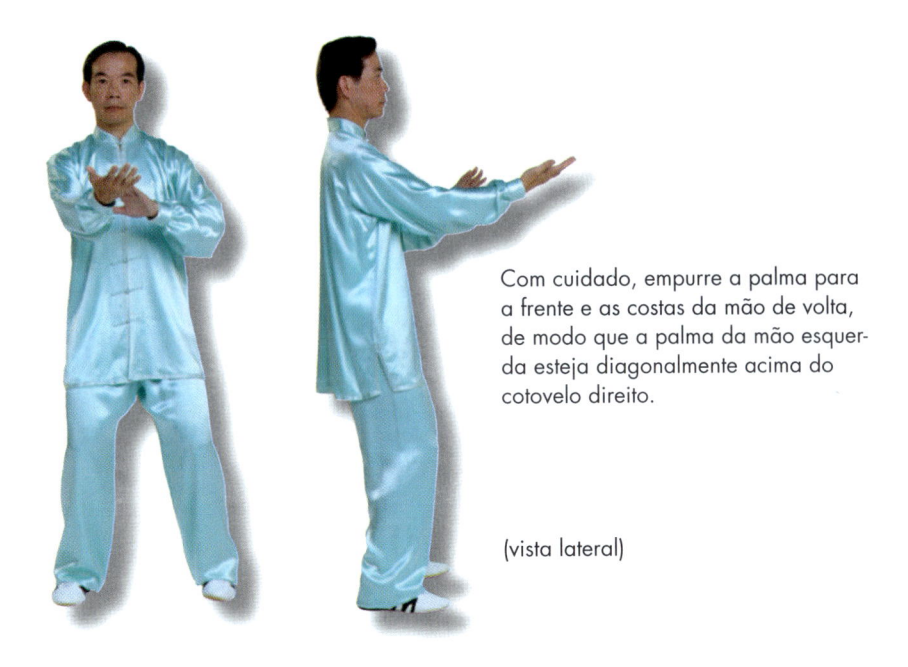

Com cuidado, empurre a palma para a frente e as costas da mão de volta, de modo que a palma da mão esquerda esteja diagonalmente acima do cotovelo direito.

(vista lateral)

Rotacione os braços várias vezes, como se ambas as mãos estivessem segurando um grande rolo. Role os braços em movimento, de modo que suas posições fiquem invertidas, com a mão que estava acima agora na parte inferior e o lado inferior na parte superior.

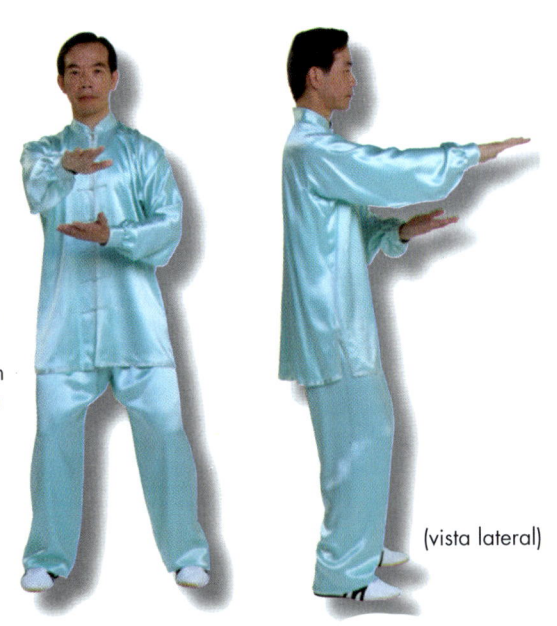

(vista lateral)

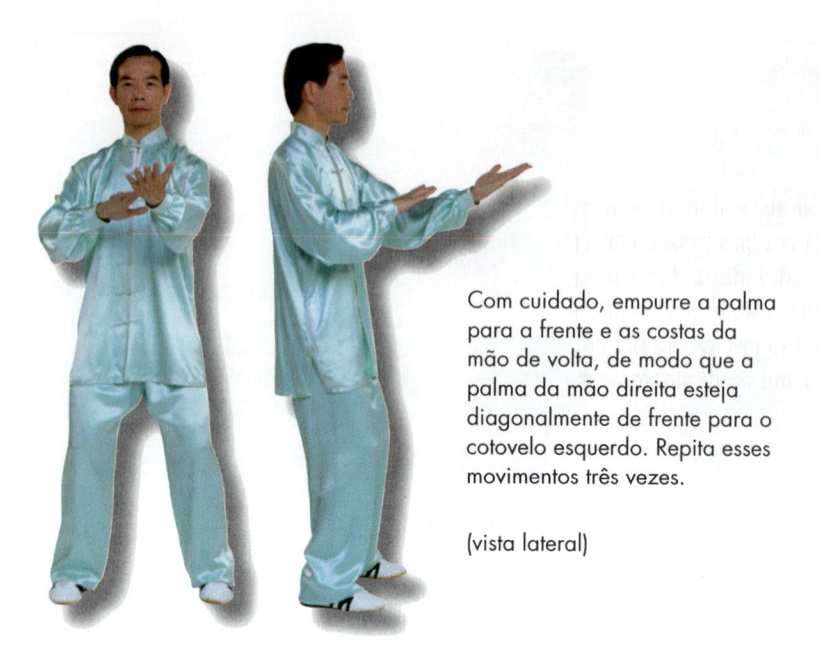

Com cuidado, empurre a palma para a frente e as costas da mão de volta, de modo que a palma da mão direita esteja diagonalmente de frente para o cotovelo esquerdo. Repita esses movimentos três vezes.

(vista lateral)

Traga as duas mãos para a frente do peito. Faça o Abrir e Fechar apenas uma vez.

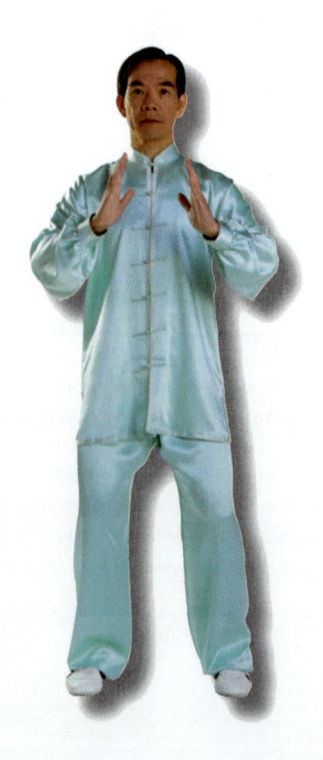

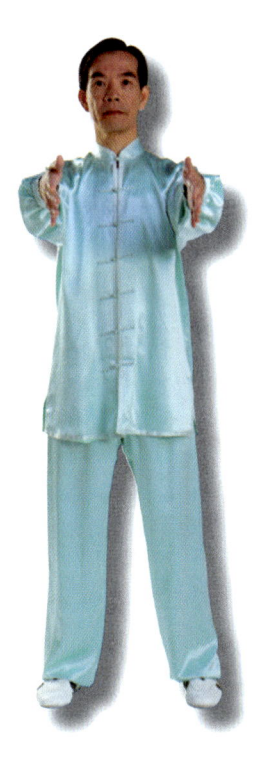

Estique as mãos para a frente lentamente.

Baixe as mãos lentamente e, ao mesmo tempo, fique ereto vagarosamente.

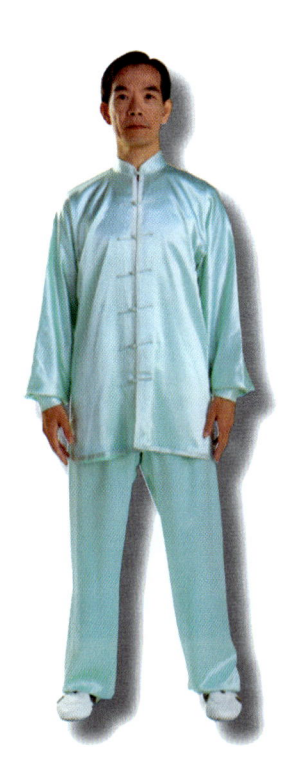

2. Qigong Dinâmico

Preparação 1
Comece pela posição inicial do Qigong Estático.

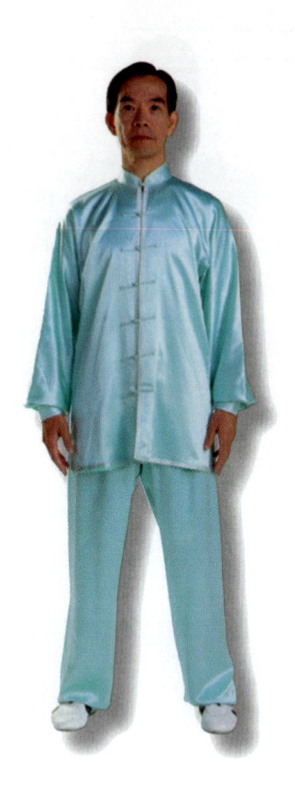

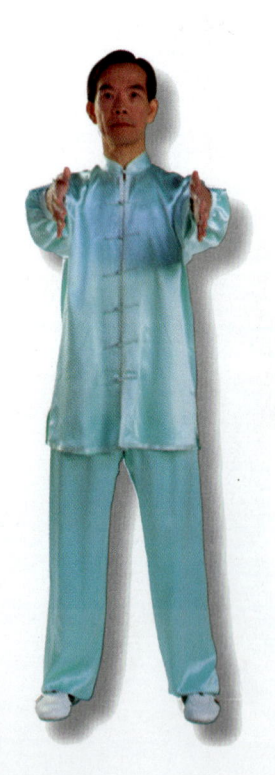

Preparação 2
Traga as mãos para cima.

Preparação 3
Faça o Abrir e Fechar três vezes.

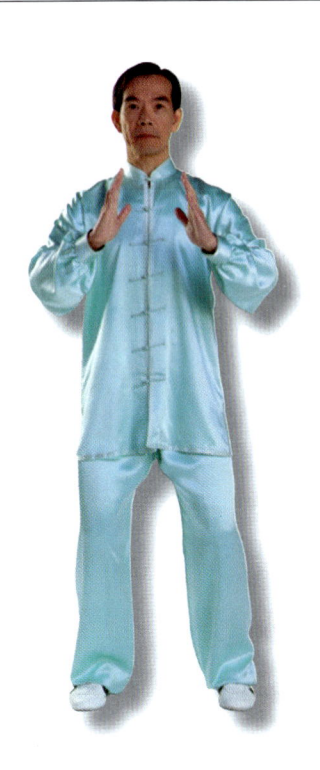

Traga a mão direita para trás, com a palma virada para cima, e empurre suavemente a mão esquerda para a frente. Ao mesmo tempo, dê um passo à frente com o pé esquerdo. Seus dedos do pé esquerdo devem apontar para fora em um ângulo de 60 graus.

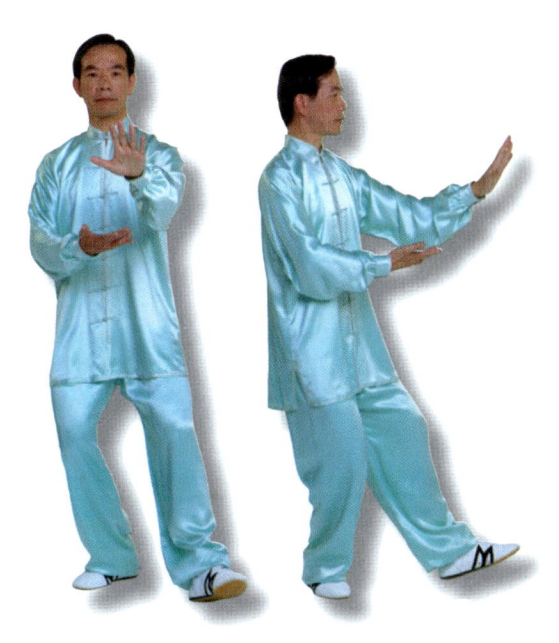

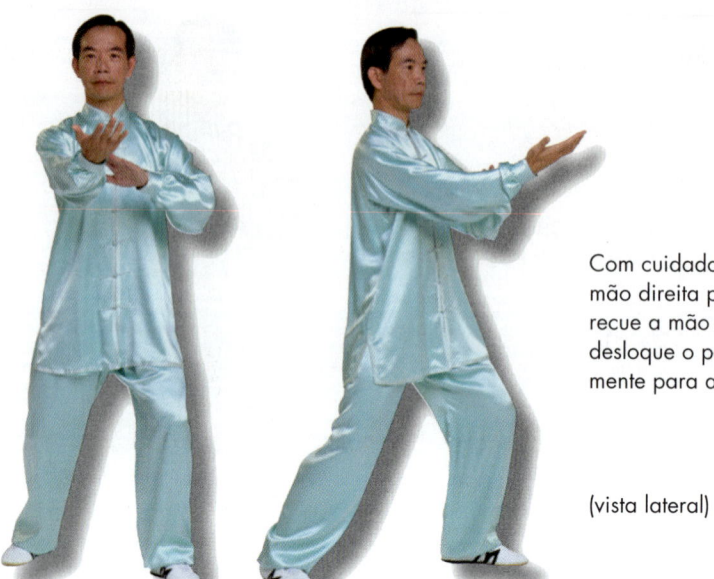

Com cuidado, empurre a mão direita para a frente, recue a mão esquerda e desloque o peso gradualmente para a frente.

(vista lateral)

Vire as palmas das mãos para baixo e dê um passo à frente com o pé direito.

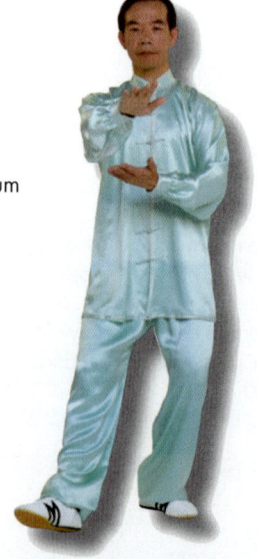

Desloque o peso para a frente e empurre a palma da mão esquerda para a frente.

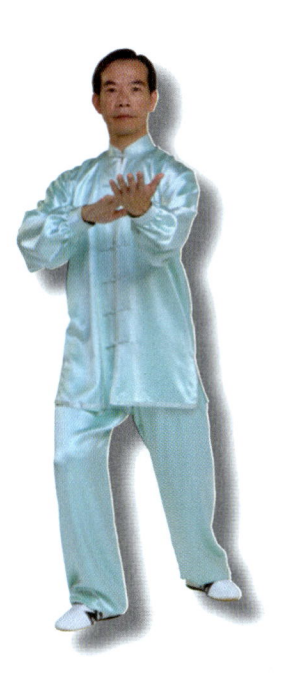

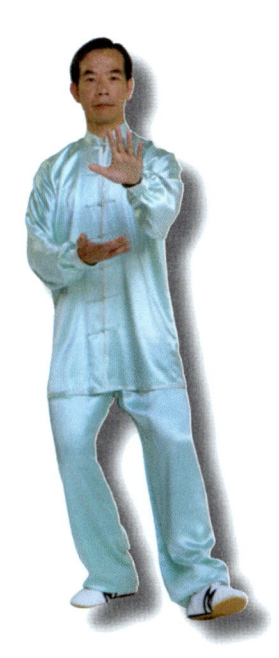

Vire as palmas das mãos para baixo e dê um passo à frente com o pé esquerdo.

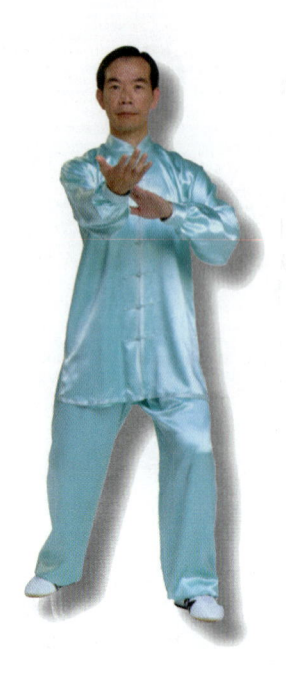

Continue a fazer os cinco movimentos de Qigong repetidas vezes. Traga as duas mãos para a frente do peito, pés paralelos.

Faça o Abrir e Fechar apenas uma vez. Em seguida, empurre as mãos para a frente e traga as mãos para baixo na lateral e erga lentamente.

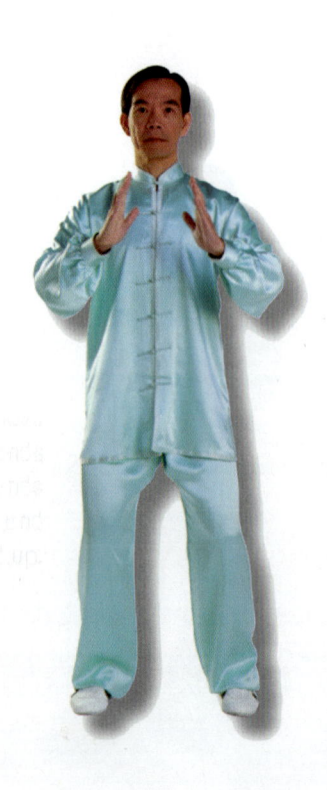

O método de respiração *dan tian*

Você pode praticar o método de respiração sentado ou em pé, ou mesmo deitado. Esteja ciente de manter a postura ereta e flexível de maneira adequada. Coloque sua mão esquerda sobre o abdômen um pouco acima do umbigo e a mão direita ao lado do quadril com o dedo indicador e médio logo acima da virilha. Concentre-se em seu abdômen inferior e na musculatura do assoalho pélvico.

Ao inspirar, expanda sua área abdominal inferior – deixe-a um pouco inflada. Conforme você expira, contraia suavemente os músculos do assoalho pélvico sob a parte inferior do abdômen. Sinta a contração do músculo sob o indicador e o dedo médio de sua mão direita, mantendo a área acima do umbigo o quanto possível (use a mão esquerda para sentir se há algum movimento – é quase impossível não se mexer). Contraia os músculos do assoalho pélvico suavemente, tão suavemente como se você estivesse apenas pensando nisso. Ou imagine que você está trazendo seu assoalho pélvico meio centímetro mais perto de seu umbigo. Uma contração mais forte moveria a área acima do umbigo, o que é menos eficaz.

RESPIRAÇÃO *DAN TIAN*

Este método de respiração é uma adaptação do Qigong tradicional, com base em pesquisa médica moderna para o equilíbrio dos músculos profundos (músculos internos que suportam a coluna vertebral). Com base nos princípios do tai chi, para o *dan tian*, ir fundo no *Qi* aprimora a energia *Qi*, que por sua vez melhora a energia interna. O método cientificamente comprovado de fortalecimento pelo equilíbrio profundo é incorporado ao método de respiração, tornando este mais fácil e eficaz na melhora do *Qi*. Essa técnica de respiração pode ser incorporada a todas as suas práticas de Qigong e movimentos do tai chi.

Sequência básica

Este é o núcleo do programa. Pratique regularmente com o Qigong para a prevenção e controle da diabetes. É bem equilibrado e completo por si só, e você pode continuar a progredir com o tai chi e o Qigong e melhorar sua saúde com a prática.

Se você deseja praticar de maneira mais desafiadora, pode iniciar a sequência avançada (veja a página 150 por diante). Recomenda-se que você pratique o Qigong e a sequência básica por pelo menos três meses antes de prosseguir.

O gráfico da sequência que você encontra adiante o ajudará a lembrar-se da direção e dos movimentos da série. Você pode ampliar o gráfico com todos os movimentos e colocá-lo na parede para ajudá-lo na prática. Também pode adquiri-lo (veja Referências, na página 187).

1. Movimento Inicial.
2. Abrir e Fechar as Mãos.
3. Acariciando Nuvens (esquerda, três vezes).
4. Abrir e Fechar as Mãos.
5. Linda Mulher Trabalha as Rodas do Moinho.
6. Abrir e Fechar as Mãos.
7. Chute com a Ponta dos Dedos (pé esquerdo e direito).
8. Abrir e Fechar as Mãos.
9. Acariciando Nuvens (direita, três vezes).
10. Abrir e Fechar as Mãos.
11. Fechamento

Posição Inicial

Fique com seu corpo ereto, mas relaxado, com os pés juntos, joelhos relaxados, olhos para a frente, queixo flexionado, ombros relaxados. Reduza a atividade mental, acalmando sua mente.

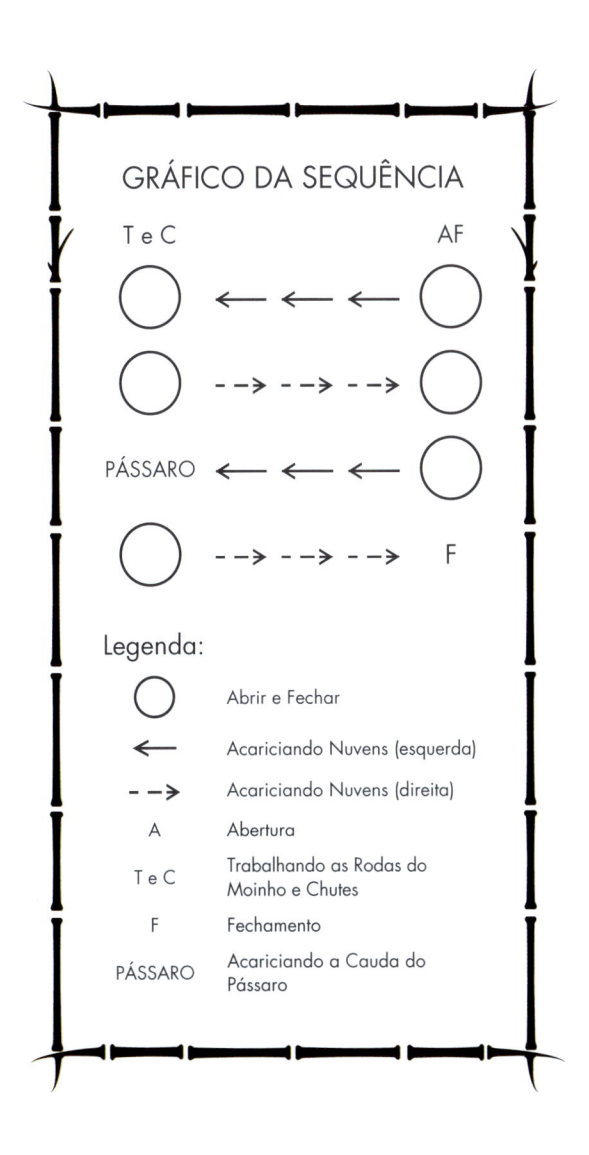

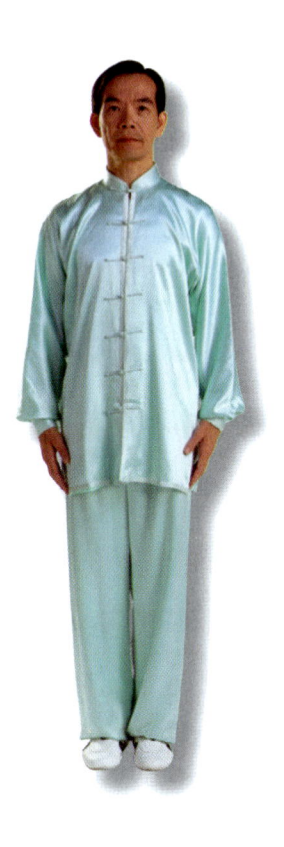

GRÁFICO DA SEQUÊNCIA

T e C   AF

○   ← ← ←   ○

○   - -→ - -→ - -→   ○

PÁSSARO   ← ← ←   ○

○   - -→ - -→ - -→   F

Legenda:

○	Abrir e Fechar
←	Acariciando Nuvens (esquerda)
- -→	Acariciando Nuvens (direita)
A	Abertura
T e C	Trabalhando as Rodas do Moinho e Chutes
F	Fechamento
PÁSSARO	Acariciando a Cauda do Pássaro

Movimento 1

MOVIMENTO INICIAL

Levante o pé esquerdo apenas um pouco acima do chão, o calcanhar primeiro; em seguida, coloque-o no chão aproximadamente na largura dos ombros e paralelo ao pé direito. Conforme você pisa para baixo, coloque os dedos dos pés para baixo primeiro. Visualize-se como uma corda com as duas extremidades esticadas delicadamente para fora, ou simplesmente de pé, sem tensão.

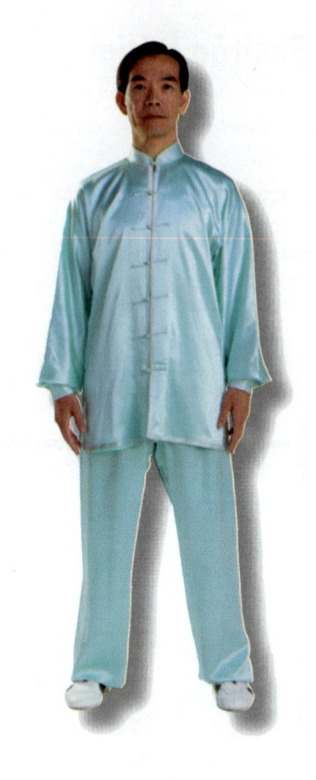

Movimento 2

ABRIR E FECHAR AS MÃOS

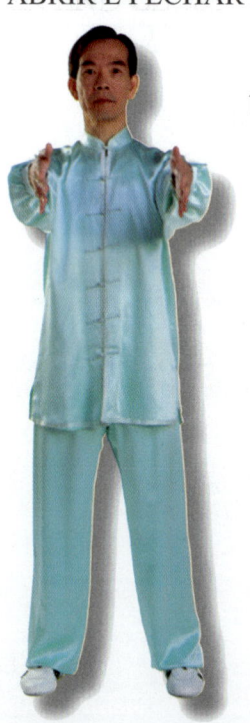

1. Inspirando, leve lentamente as mãos até a altura dos ombros, com as palmas voltadas uma para a outra.

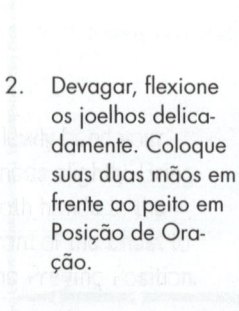

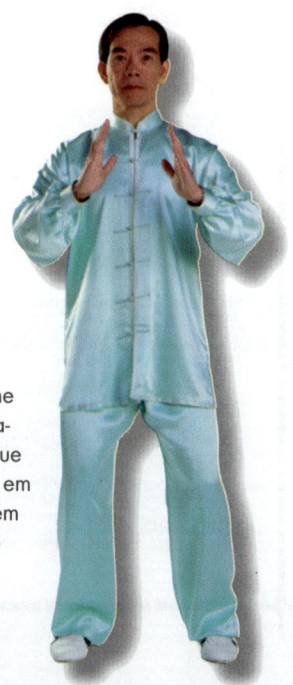

2. Devagar, flexione os joelhos delicadamente. Coloque suas duas mãos em frente ao peito em Posição de Oração.

3. Inspire devagar, abra suas mãos lentamente até a largura dos seus ombros. Conforme você abre suas mãos, imagine que há uma força magnética suave entre as palmas, e você deve movê-las de modo que sejam repelidas delicadamente. Visualize o ar entrando em seu nariz lentamente, passando por sua traqueia e suavemente enchendo seus pulmões e, em seguida, seu abdômen.

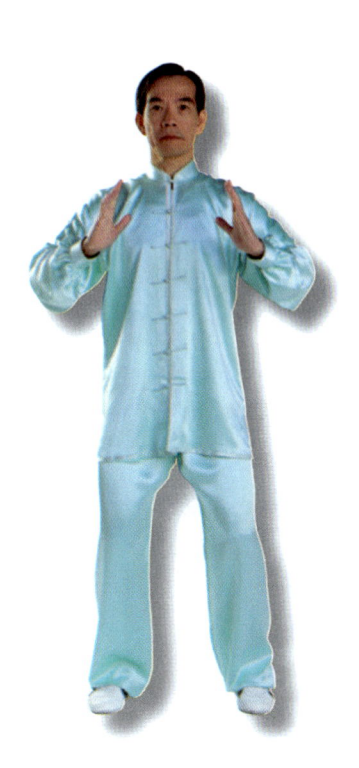

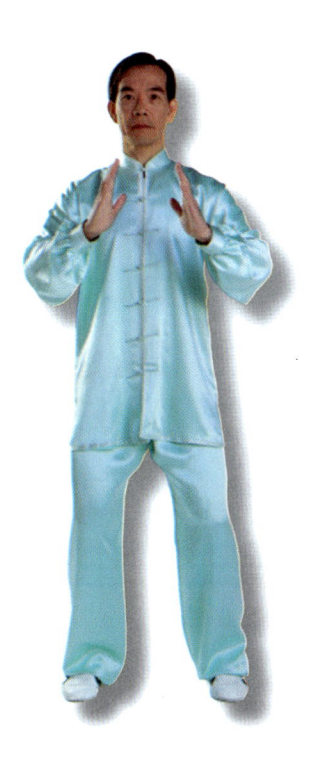

4. Expirando lentamente, empurre as mãos uma em direção à outra. Imagine a força magnética entre suas mãos trabalhando no sentido inverso, de modo que você tenha de empurrá-las suavemente para mais perto. Visualize o ar sendo expelido lentamente de seu abdômen e pulmões, através de sua traqueia e do nariz.

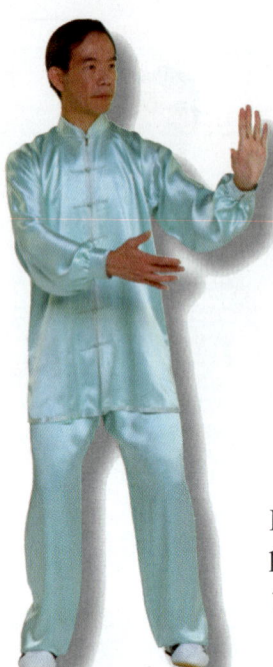

Movimento 3

ACARICIANDO NUVENS (ESQUERDA)

Movimentos sem sair do lugar (os chamados estáticos)

Você vai aprender os movimentos com a parte superior do corpo, em seguida, os movimentos para a parte inferior do corpo; você pode combiná-los em um único movimento. Depois de ter aprendido o movimento completo, você não precisa dividir o corpo em movimentos superiores e movimentos inferiores durante sua prática.

Movimentos com a parte superior do corpo

1. Gire o tronco ligeiramente para a direita, traga sua mão esquerda e coloque a mão direita abaixo da esquerda – quase como se estivesse abraçando alguém do lado direito do seu corpo.

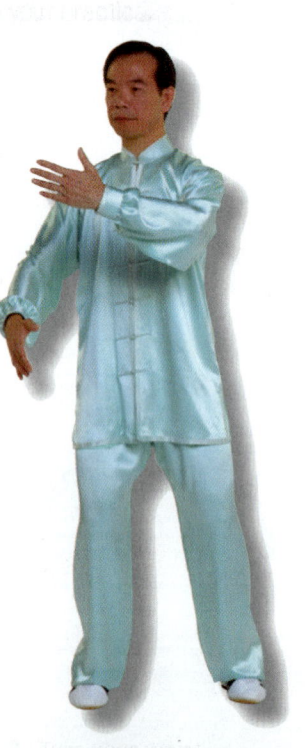

2. Gire sua cintura suavemente e traga as duas mãos para a esquerda.

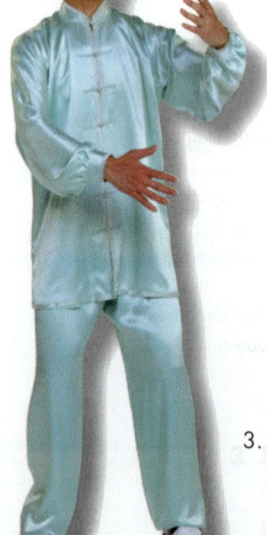

3. Lentamente, vire a palma da mão esquerda para fora, tendo o cuidado de manter os dedos inclinados para cima enquanto você vira.

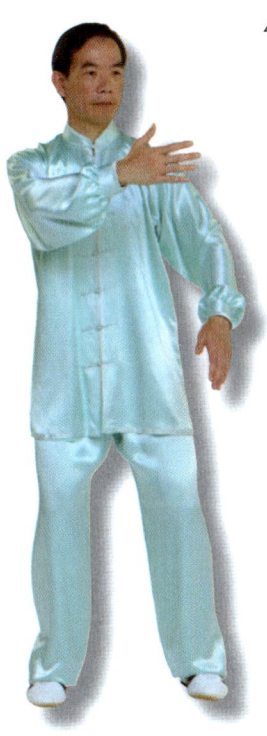

4. Movendo-se em um movimento circular suave, leve sua mão direita e a mão esquerda para baixo. Conforme a mão esquerda se move para baixo, vire a palma da mão para dentro.

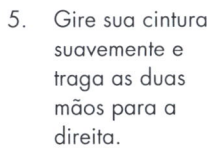

5. Gire sua cintura suavemente e traga as duas mãos para a direita.

6. Lentamente, vire a palma da mão direita para fora, tendo o cuidado de manter os dedos inclinados diagonalmente para cima enquanto você vira.

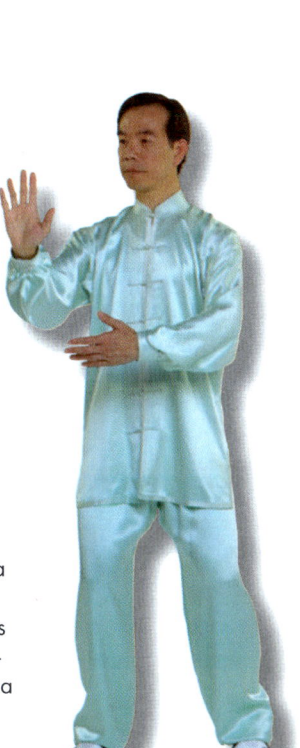

Repita os passos 1 a 6 três vezes.

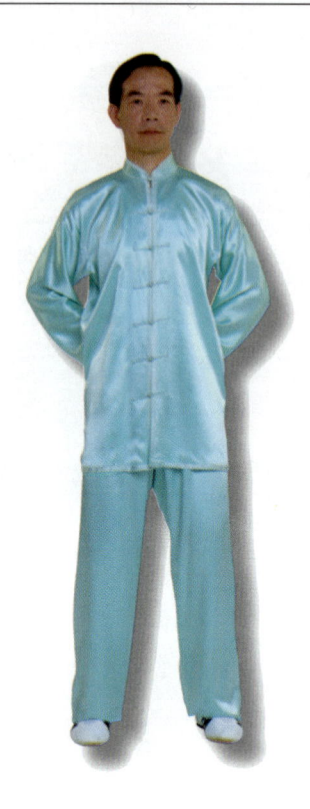

Os pés

1. Comece com os pés paralelos e separados na largura de seus ombros, com as mãos atrás das costas ou em seus quadris e os joelhos levemente dobrados.

2. Apoie seu peso sobre seu pé direito. Levante o calcanhar esquerdo e, em seguida, todo o pé esquerdo um pouco acima do chão. Mova o pé esquerdo a uma distância confortável para você – cerca de metade de um passo é uma boa distância. Comece com uma distância curta e, à medida que você se torna mais forte com a prática regular, pode aumentar a distância lentamente.

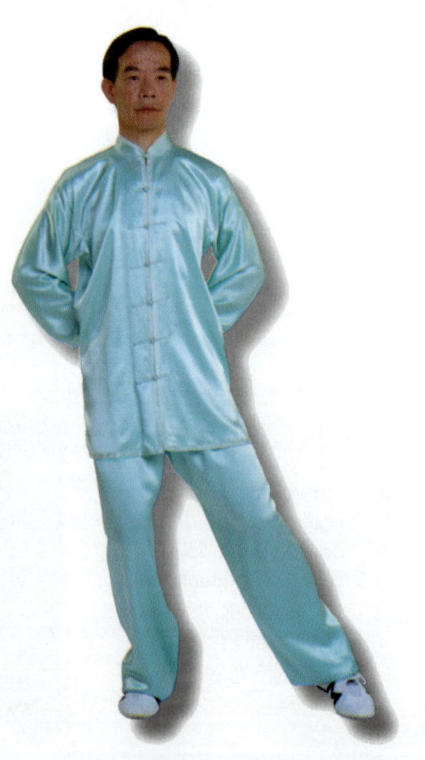

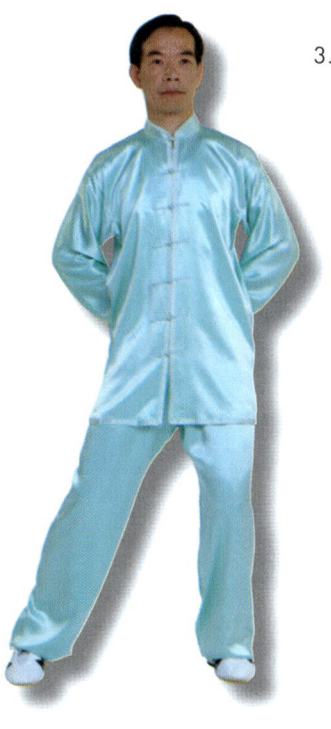

3. Apoie seu peso no pé esquerdo.

4. Aproxime o pé direito do esquerdo. A distância entre os dois pés deve ser de pelo menos dois punhos de largura – se os seus pés estiverem mais próximos, você pode perder o equilíbrio.

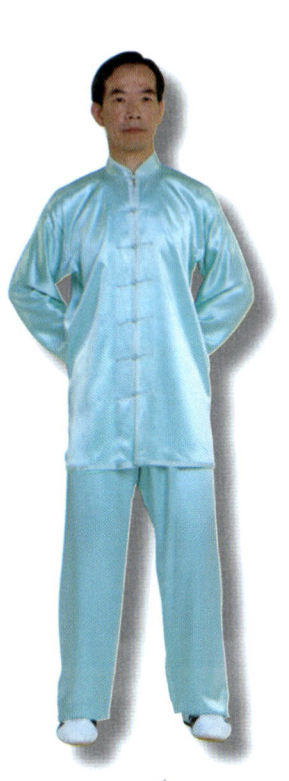

Repita os passos de 1 a 4 três vezes (Posição de Oração).

PRECAUÇÕES

Se você estiver confortável, mantenha ambos os joelhos levemente dobrados no mesmo grau ao fazer esse movimento. No entanto, se sentir qualquer pressão ou desconforto, endireite a postura entre cada passo; à medida que os joelhos se tornam mais fortes com a prática, você pode lentamente aumentar o grau de flexão do joelho (embora você nunca deva dobrá-los ao ponto de não conseguir visualizar seus dedos quando olhar para baixo – isso significa que, se você desenhar uma linha vertical entre o joelho e a ponta de seus dedos do pé, o joelho nunca deverá ultrapassar essa linha).

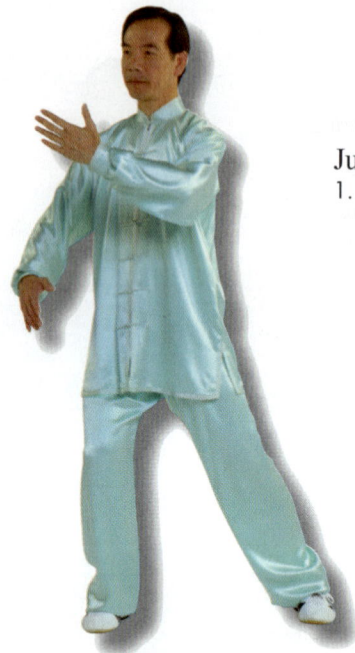

Juntando tudo

1. Mova ambas as mãos para o lado direito do seu corpo. Ao mesmo tempo, dê um passo para trás com o pé esquerdo.

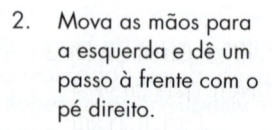

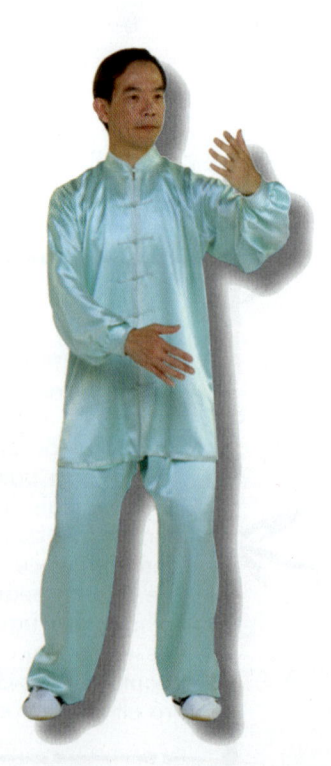

2. Mova as mãos para a esquerda e dê um passo à frente com o pé direito.

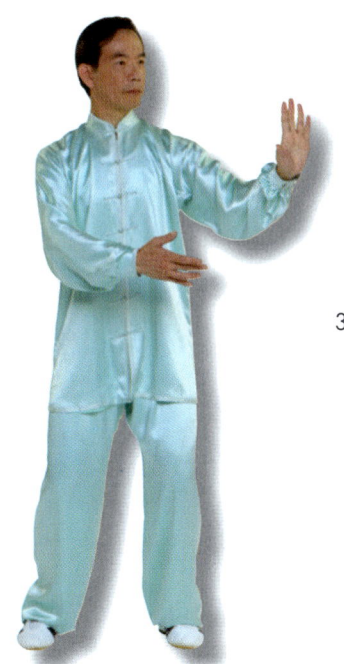

3. Lentamente, vire a palma da mão esquerda para fora.

4. Traga sua mão esquerda para baixo e levante a mão direita lentamente.

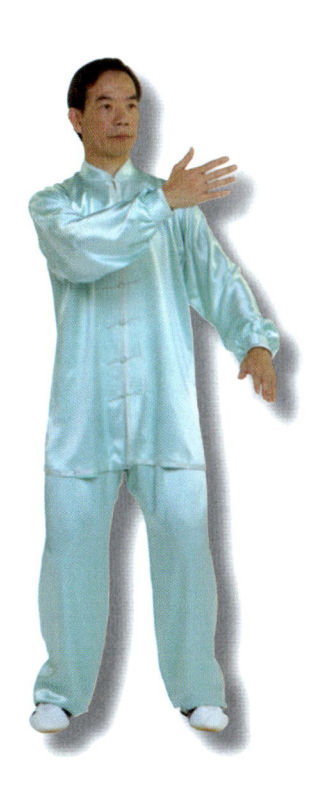

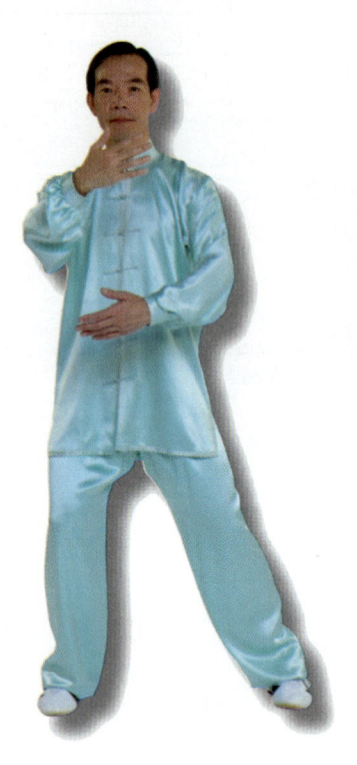

5. Traga suas mãos para a direita, girando um pouco sua cintura e, ao mesmo tempo, dando um passo para trás com o pé esquerdo.

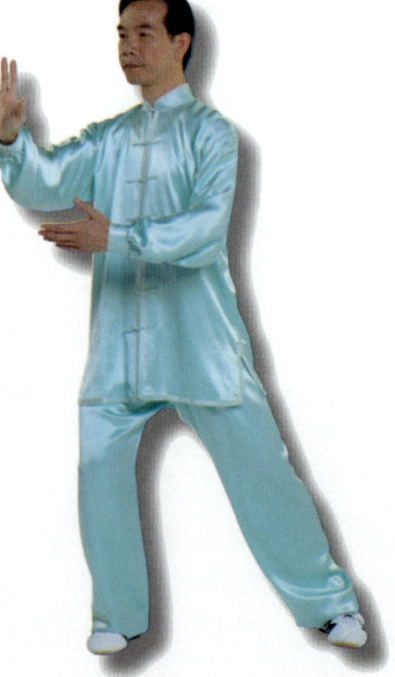

6. Vire a palma da mão direita para fora.

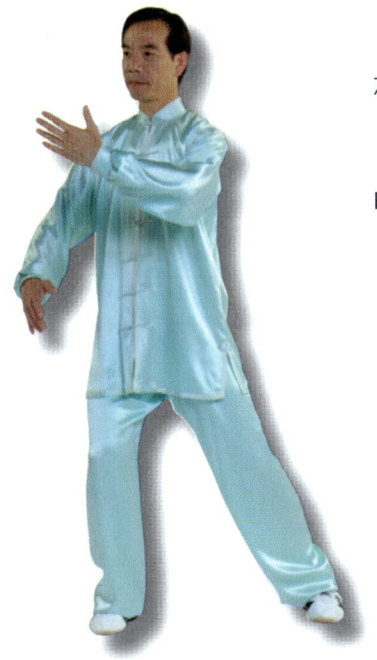

7. Lentamente, leve sua mão direita para baixo e a mão esquerda para cima.

Repita os passos 1 a 6 três vezes.

Movimento 4

ABRIR E FECHAR AS MÃOS

Coloque suas duas mãos delicadamente em frente ao peito em Posição de Oração; depois, repita o Movimento 2.

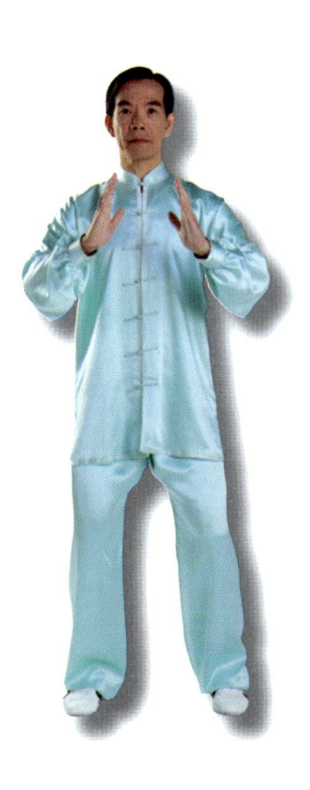

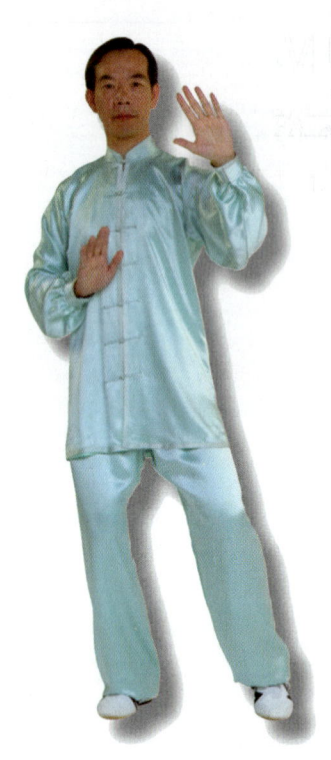

Movimento 5

LINDA MULHER TRABALHA AS RODAS DO MOINHO

1. Apoie seu peso no seu pé direito. Levante a mão esquerda e traga a mão direita para mais perto do peito, com as palmas das mãos voltadas para fora. Aproxime o pé esquerdo do direito.

2. Dê um passo à frente com seu pé esquerdo em um ângulo de 45 graus (em uma posição como os ponteiros marcando 10h30 em um relógio). Ao mesmo tempo, mova a mão esquerda mais para cima e a mão direita um pouco mais perto do corpo.

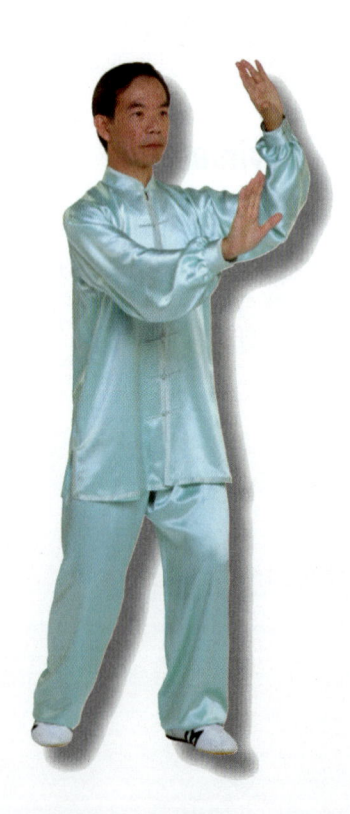

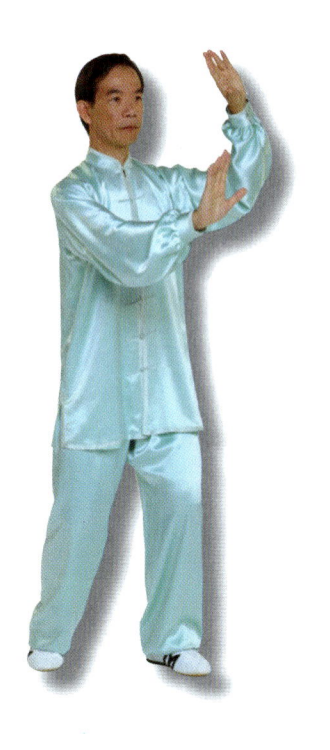

3. Com as palmas das mãos para fora, mova a mão esquerda repetidas vezes sobre o lado esquerdo de sua cabeça, como se a estivesse protegendo, e empurre a mão direita para a frente com cuidado. Ao mesmo tempo, coloque seu peso para a frente e traga o pé direito mais próximo do esquerdo, apoiando no chão com a planta do seu pé e o calcanhar acima do chão.

4. Dê um passo para trás com o pé direito, depois com o esquerdo. Ao mesmo tempo, traga suas duas mãos em frente ao peito em Posição de Oração.

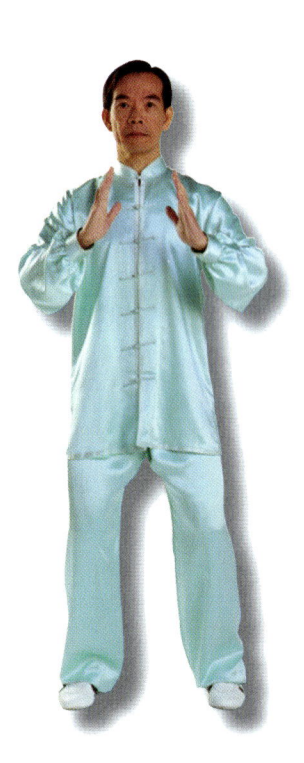

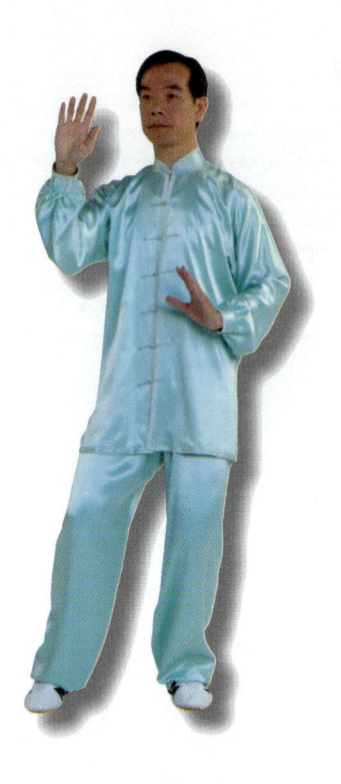

5. Apoie seu peso no pé esquerdo. Ao mesmo tempo, levante a mão direita e traga a mão esquerda para mais perto do peito, com as palmas das mãos voltadas para fora. Aproxime o pé direito do esquerdo.

6. Dê um passo à frente com seu pé direito em um ângulo de 45 graus (em uma posição como os ponteiros marcando 1h30 em um relógio). Ao mesmo tempo, mova a mão direita mais para cima e a mão esquerda para um pouco mais perto do corpo.

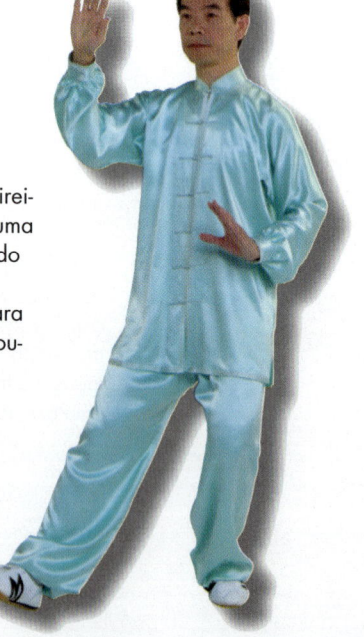

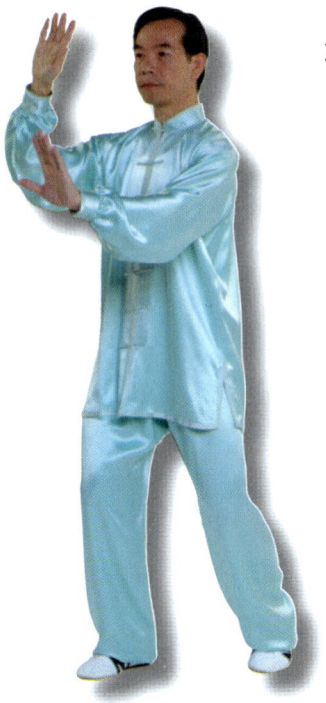

7. Mova sua mão direita sobre sua cabeça como se a estivesse protegendo e empurre a mão esquerda para a frente. Ao mesmo tempo, coloque seu peso para a frente e traga o pé esquerdo mais próximo do direito.

Movimento 6

ABRIR E FECHAR AS MÃOS

Coloque as suas duas mãos delicadamente em frente ao peito em Posição de Oração e repita o Movimento 2.

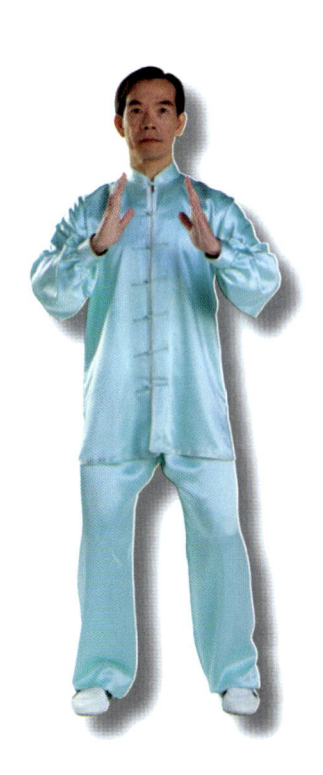

Movimento 7

CHUTE COM A PONTA DOS DEDOS
(PÉ ESQUERDO E DIREITO)

Os movimentos das mãos e os movimentos de chute são aprendidos separadamente; em seguida, os movimentos corporais superiores e inferiores são combinados. Depois de ter aprendido o movimento completo, você não precisa dividir o corpo em movimentos superiores e movimentos inferiores durante sua prática.

Movimentos das mãos

1. A partir da Posição de Oração, vire as palmas das mãos lentamente para fora.

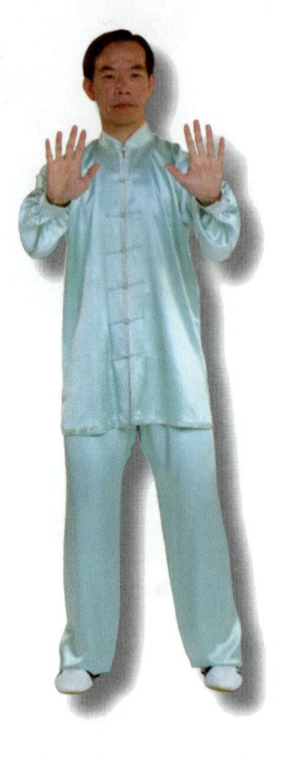

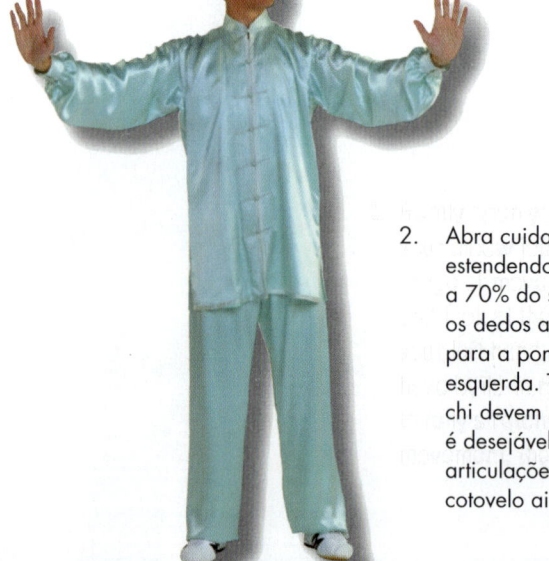

2. Abra cuidadosamente as mãos para fora, estendendo sua articulação do cotovelo a 70% do seu movimento completo com os dedos apontando para cima, e olhe para a ponta do dedo médio de sua mão esquerda. Todos os movimentos de tai chi devem ser feitos com cautela – não é desejável esticar totalmente quaisquer articulações. No final deste movimento, o cotovelo ainda está levemente dobrado.

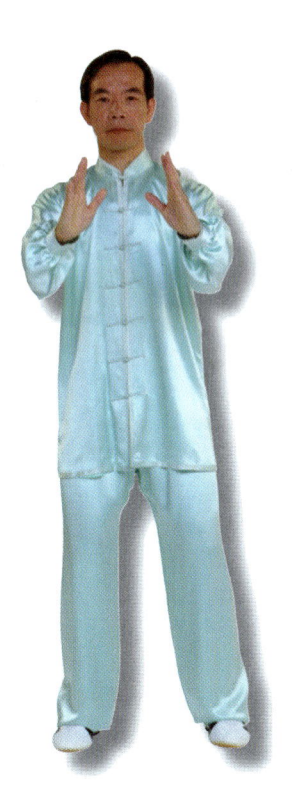

3. Traga suas duas mãos em frente ao peito e em Posição de Oração.

4. Abra cuidadosamente as mãos para fora, a 70% do seu movimento completo com os dedos apontando para cima, e olhe para a ponta do dedo médio de sua mão direita.

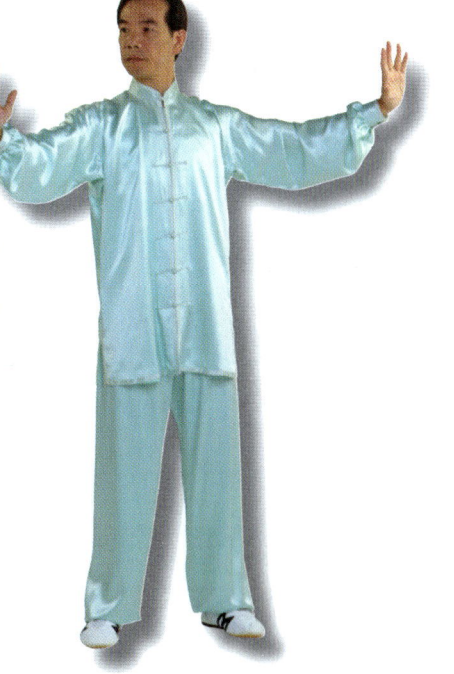

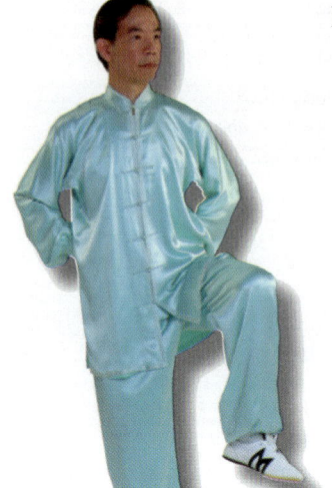

Movimentos de chute

1. Coloque as mãos em suas costas ou nos quadris, apoie seu peso no pé direito e, com cuidado, levante o joelho esquerdo.

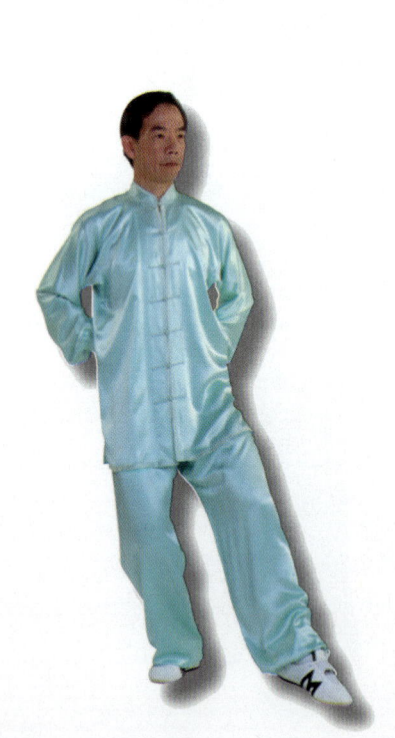

2. Chute lentamente com a perna esquerda. Certifique-se de apenas chutar a uma altura que seja confortável para você.

Alternativa: Se você tem alguma dificuldade em se equilibrar com um pé, basta levantar um pouco o joelho, dê um passo com o pé esquerdo para a frente e apoie no calcanhar.

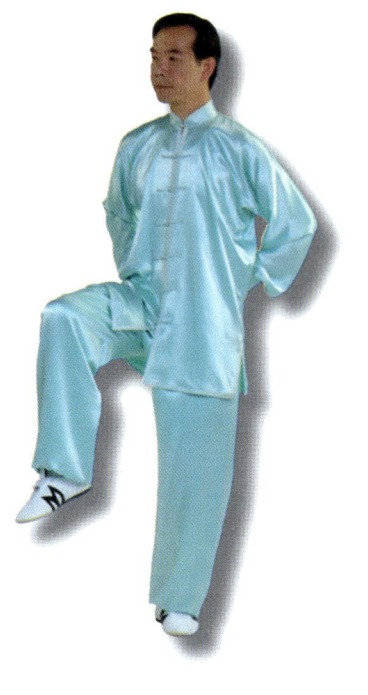

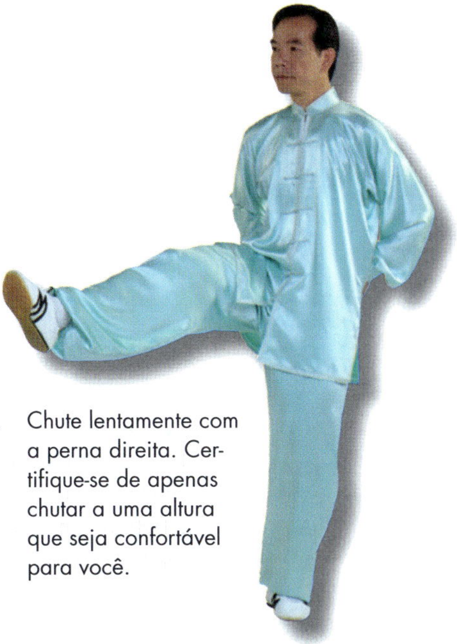

3. Traga seu pé esquerdo para trás e para mais perto do pé direito, volte para a posição inicial; em seguida, levante suavemente o joelho direito.

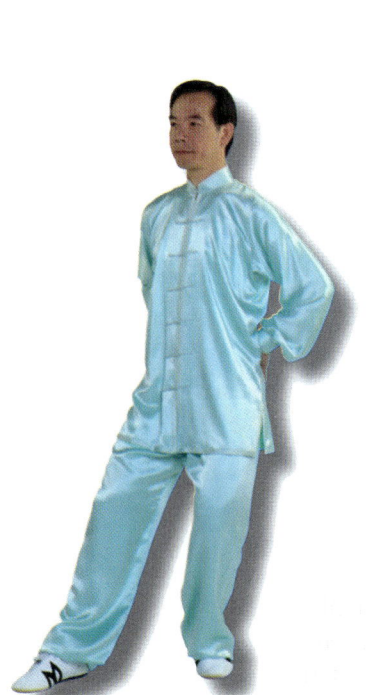

4. Chute lentamente com a perna direita. Certifique-se de apenas chutar a uma altura que seja confortável para você.

Alternativa: Se você tem alguma dificuldade em se equilibrar com um pé, basta levantar um pouco o joelho, dê um passo com o pé direito para a frente e apoie no calcanhar.

Movimentos corporais superiores e inferiores

1. A partir da Posição de Oração, vire as palmas das mãos lentamente para fora. Ao mesmo tempo, levante seu joelho esquerdo lentamente, olhando para a esquerda no nível dos olhos. (Lembre-se, não há problema em fazer o movimento alternativo de chute, como mostrado anteriormente.)

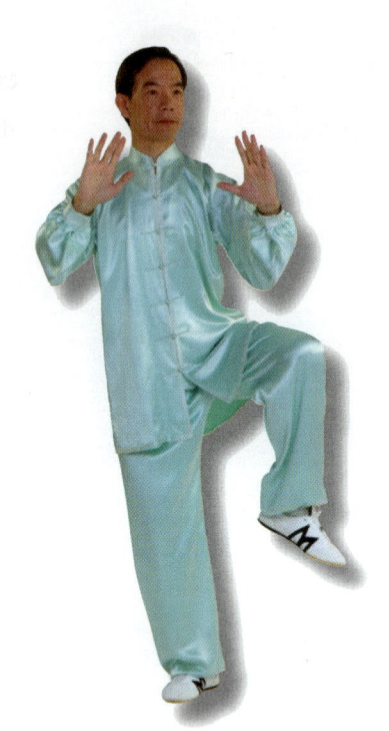

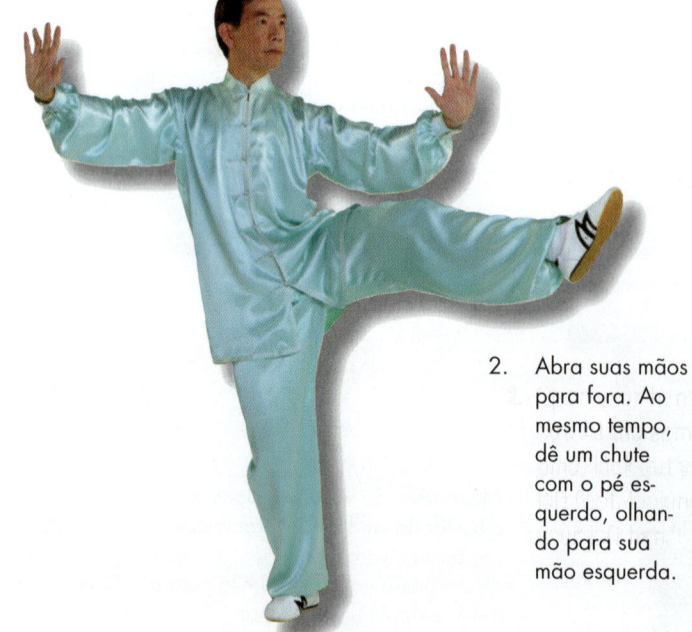

2. Abra suas mãos para fora. Ao mesmo tempo, dê um chute com o pé esquerdo, olhando para sua mão esquerda.

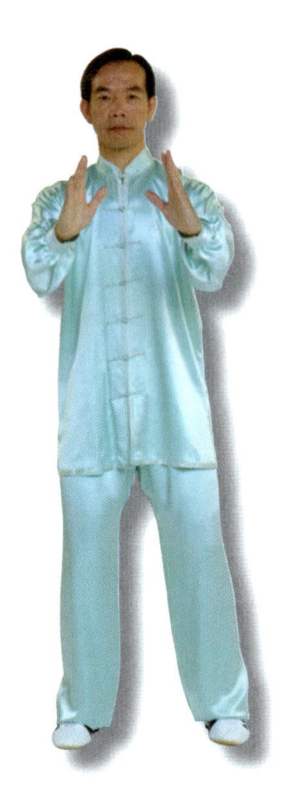

3. Lentamente traga seu pé esquerdo para trás, no chão, e coloque suas mãos em Posição de Oração.

4. Lentamente, vire as duas mãos para fora. Ao mesmo tempo, levante seu joelho direito devagar, olhando para a direita no nível dos olhos.

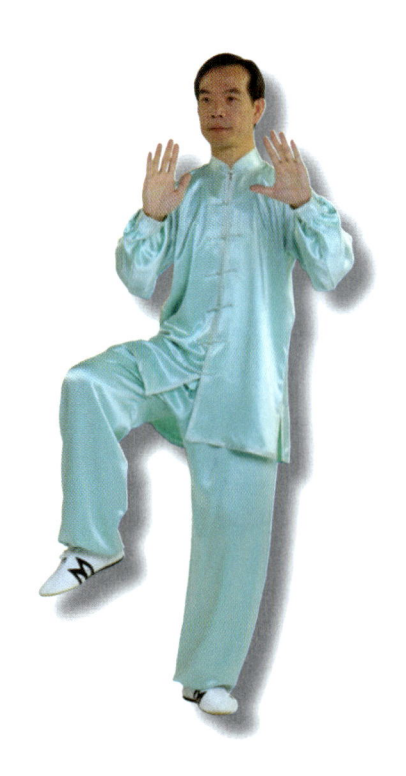

5. Abra suas mãos para fora. Ao mesmo tempo, dê um chute com o pé direito, olhando para sua mão direita.

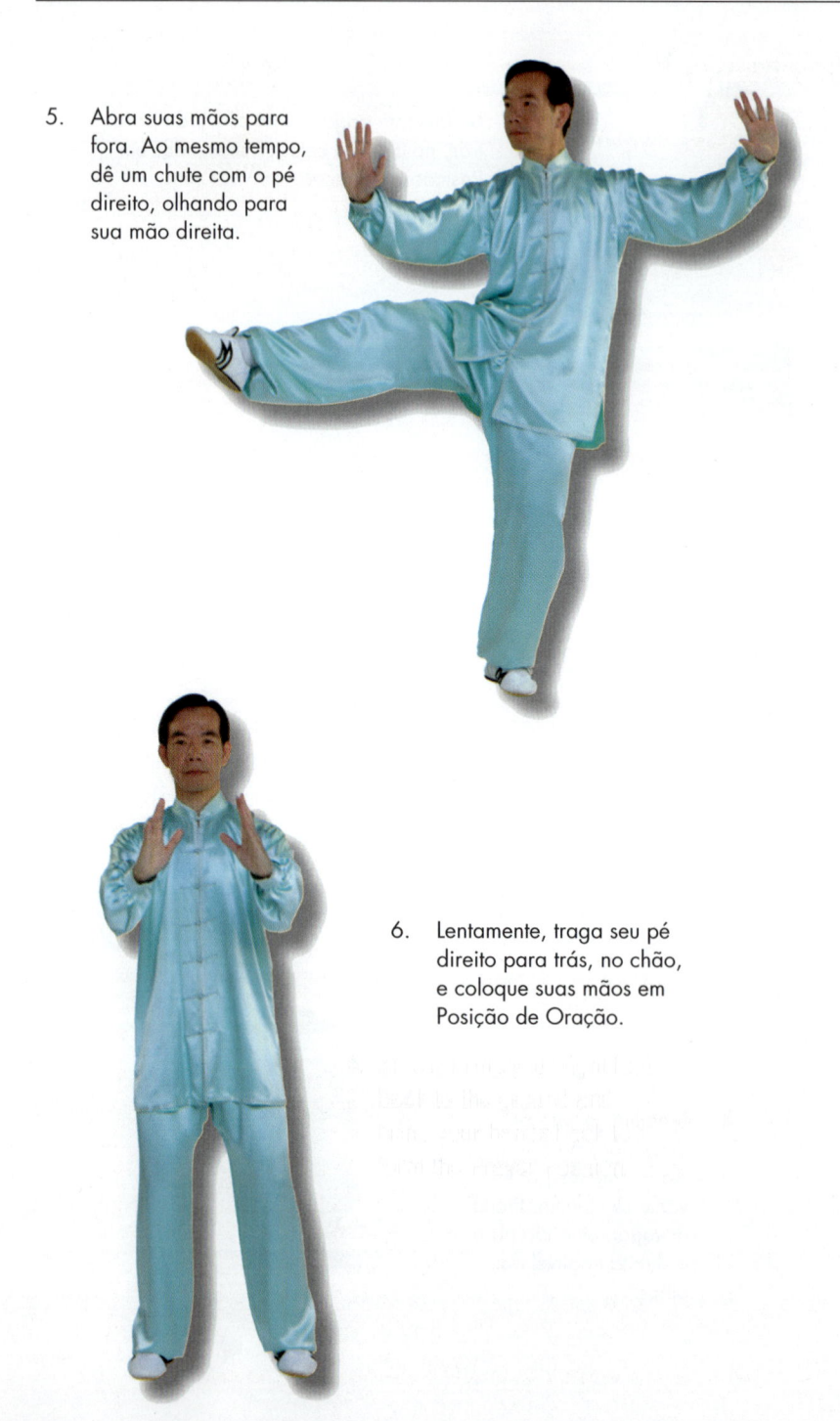

6. Lentamente, traga seu pé direito para trás, no chão, e coloque suas mãos em Posição de Oração.

Movimento 8

ABRIR E FECHAR AS MÃOS

Repita o Movimento 2.

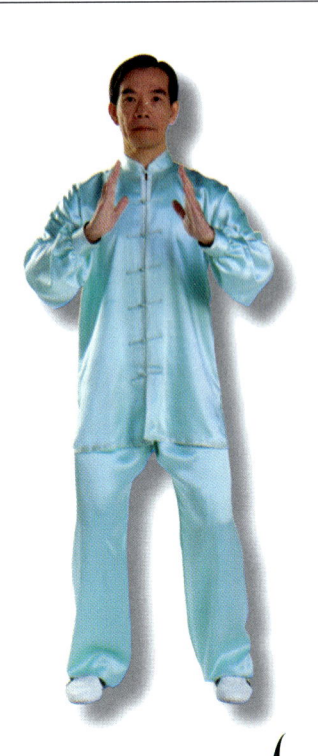

TAI CHI PARA A VIDA

Em qualquer fase da vida, o tai chi é provavelmente o exercício mais eficaz para melhorar sua saúde e seu bem-estar. Você pode começar – e continuar – a buscar seus benefícios, não importa qual seja sua idade ou condição física.

O tai chi foi criado com base na harmonia da natureza. Os movimentos suaves contêm um poder interior que fortalece o corpo, melhora o equilíbrio mental e traz mais saúde e harmonia para a vida das pessoas.

O mais importante ainda é que o tai chi ajuda você a se conhecer e a gostar de si. O tai chi irá levá-lo a ter mais saúde e harmonia com você e com os outros.

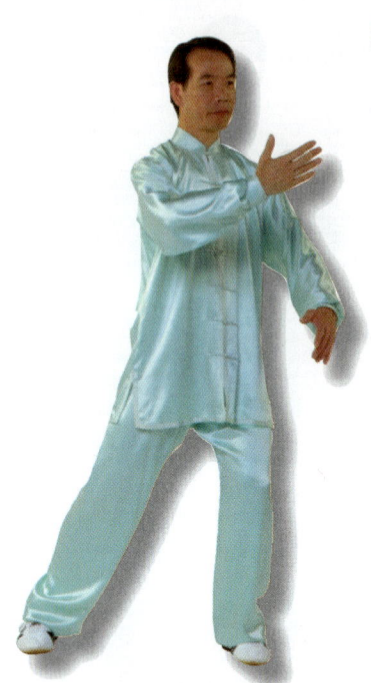

Movimento 9

ACARICIANDO NUVENS (DIREITA)

1. Vire ligeiramente para a esquerda, trazendo suas mãos para a esquerda com a mão direita por cima. Ao mesmo tempo, dê um passo para trás com o pé direito.

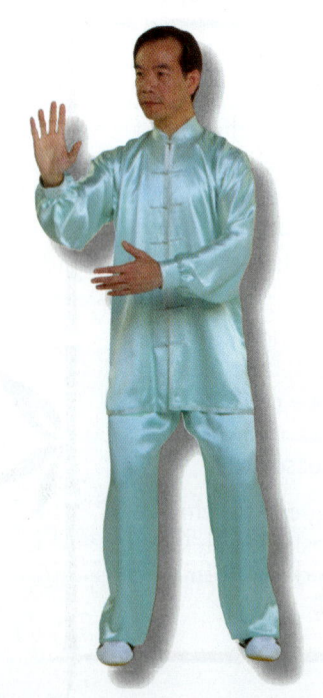

2. Traga seu pé esquerdo para mais perto e traga suas duas mãos para a direita.

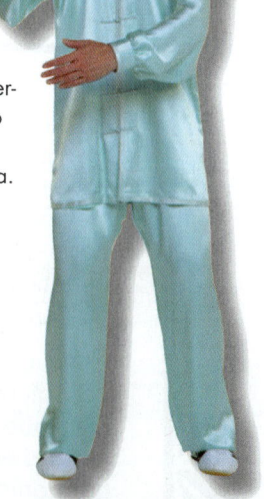

3. Vire a palma da mão direita para fora.

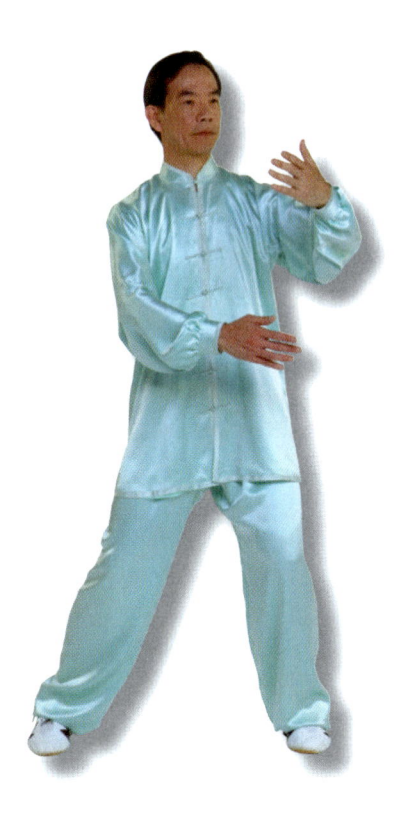

4. Troque as mãos. Traga-as para a esquerda. Ao mesmo tempo, dê um passo para trás com o pé direito.

5. Vire a palma da sua mão esquerda para fora. Em seguida, troque as mãos e as leve para a direita para repetir o Acariciando Nuvens mais duas vezes – faça o gesto num total de três vezes.

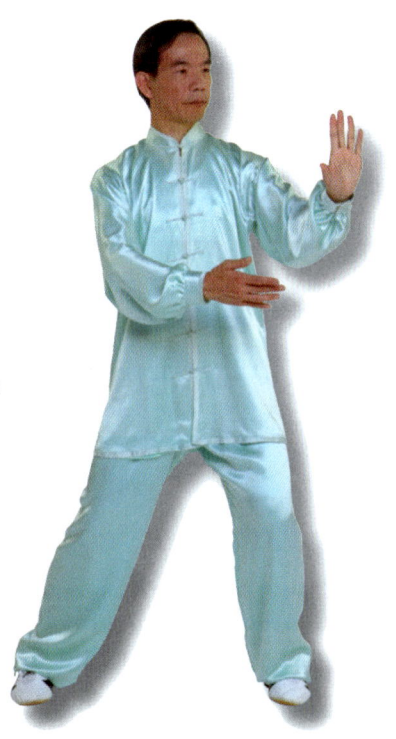

Movimento 10

ABRIR E FECHAR AS MÃOS

Repita o Movimento 2.

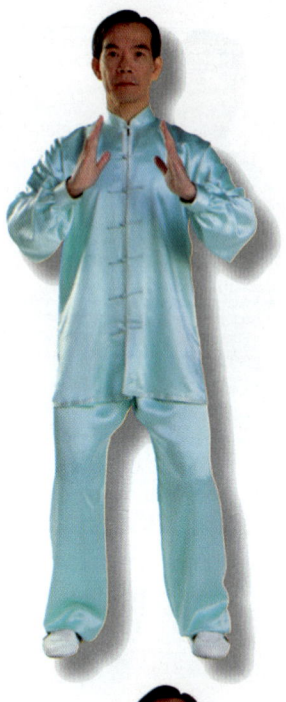

Movimento 11

FECHAMENTO

1. Estique gentilmente as mãos para a frente na altura e na largura dos ombros.

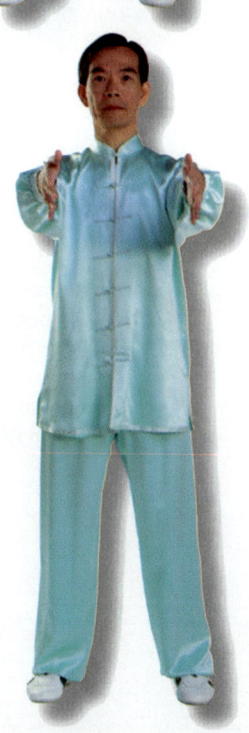

2. Conforme você abaixa as mãos devagar, fique ereto lentamente.

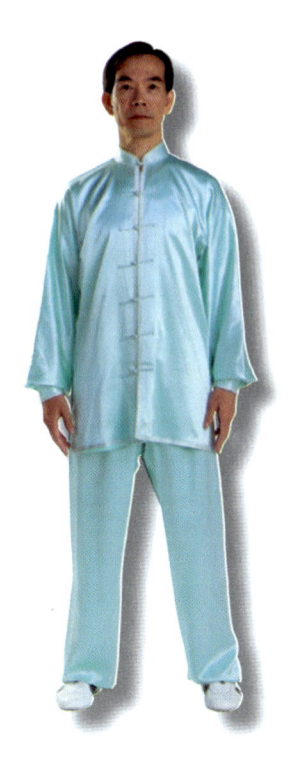

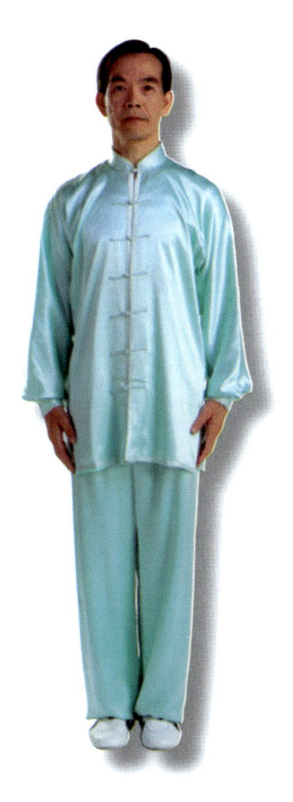

3. Traga seu pé esquerdo para mais perto do pé direito, volte à posição inicial. Permaneça nesta posição por alguns segundos; mantenha o foco e permita que sua energia volte ao *dan tian*.

Sequência avançada

O núcleo da sequência avançada é o Acariciando a Cauda do Pássaro, que é o movimento principal do estilo *Yang* do tai chi. É composto de quatro técnicas principais e é um desafio para se aprender. Avalie se você já está confortável com a sequência básica antes de iniciar a avançada.

A sequência avançada combinada com a sequência básica oferece uma sequência completa de formas com um nível de exercício semelhante a uma caminhada rápida ou avançada (dependendo de sua condição e de quanto de energia interna você usa). Ao praticar a sequência avançada, continue a partir do conjunto básico do Movimento 10 (Abrir e Fechar), pule o Movimento 11, em seguida, vá para o Acariciando Nuvens (esquerda) e continue com a sequência seguinte.

1. Acariciando Nuvens (esquerda, três vezes).
2. Abrir e Fechar as Mãos.
3. Acariciando a Cauda do Pássaro (esquerda).
4. Abrir e Fechar as Mãos.
5. Acariciando a Cauda do Pássaro (direita).
6. Abrir e Fechar as Mãos.
7. Acariciando Nuvens (direita, três vezes).
8. Abrir e Fechar as Mãos.
9. Fechamento.

Movimento 1

ACARICIANDO NUVENS (ESQUERDA)

1. Mova ambas as mãos para o lado direito do seu corpo. Ao mesmo tempo, dê um passo para trás com o pé esquerdo.

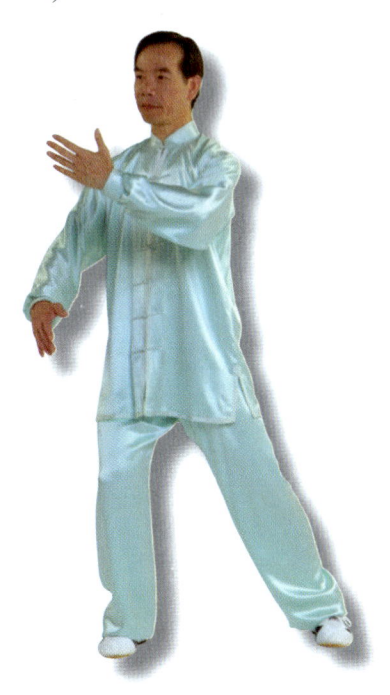

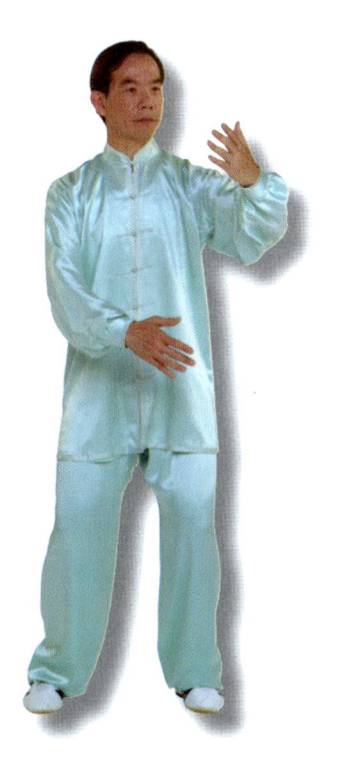

2. Mova as mãos para a esquerda e dê um passo à frente com o pé direito.

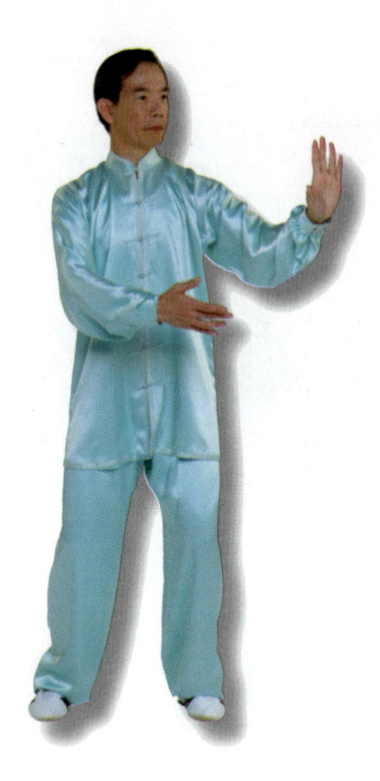

3. Lentamente, vire a palma da mão esquerda para fora.

4. Traga sua mão esquerda para baixo e levante a mão direita lentamente.

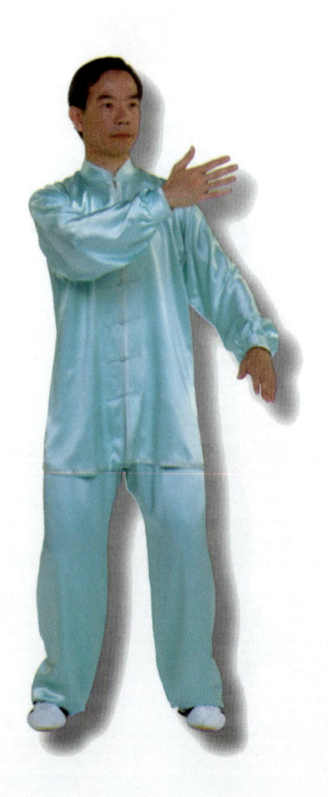

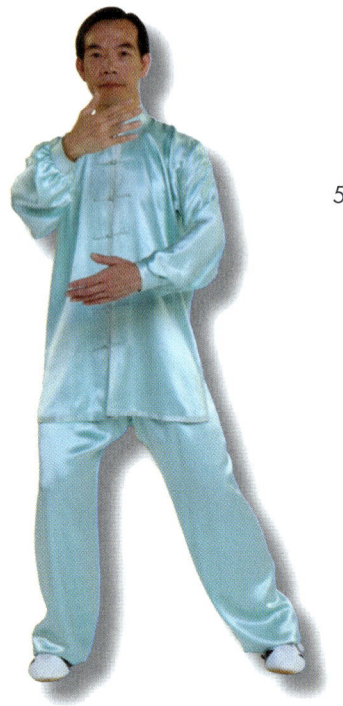

5. Traga as mãos para direita. Ao mesmo tempo, gire sua cintura e dê um passo para trás com o pé esquerdo.

6. Vire a palma da sua mão direita para fora.

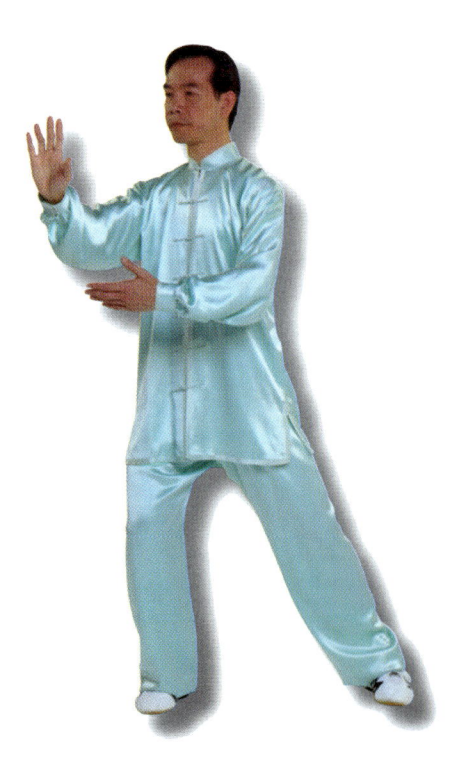

7. Lentamente, leve sua mão direita para baixo e a mão esquerda para cima.

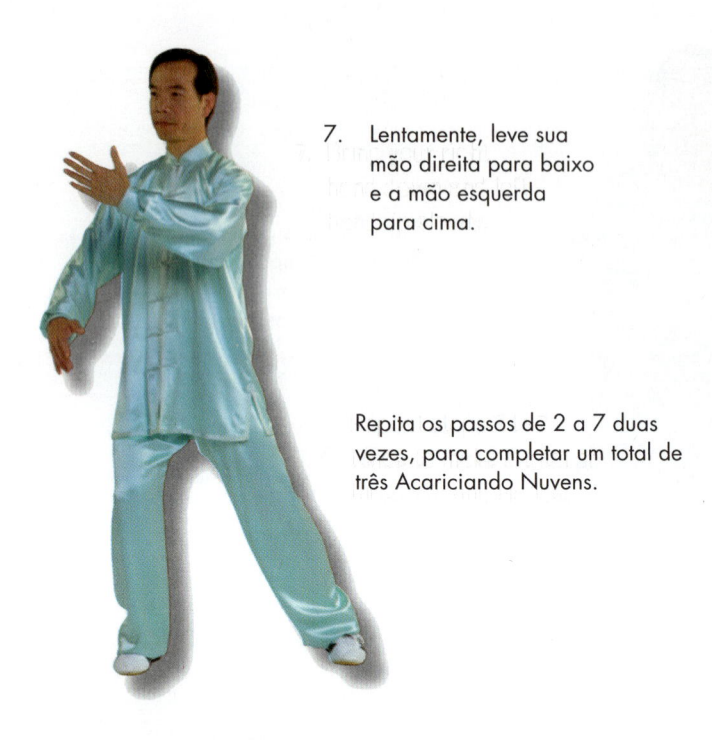

Repita os passos de 2 a 7 duas vezes, para completar um total de três Acariciando Nuvens.

Movimento 2

ABRIR E FECHAR AS MÃOS

Repita o Movimento 2 da sequência básica.

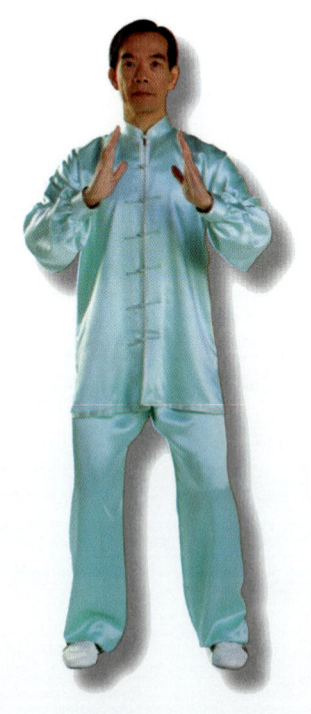

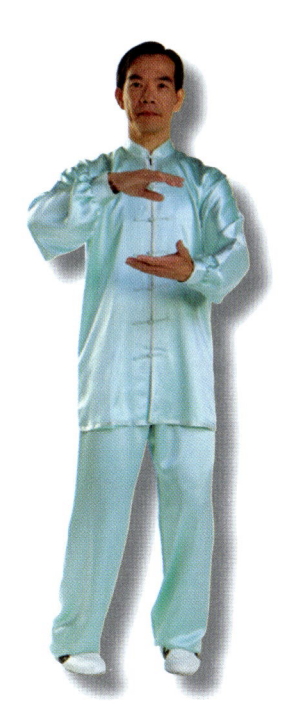

Movimento 3

ACARICIANDO A CAUDA DO PÁSSARO (ESQUERDA)

1. Transfira delicadamente seu peso para a esquerda, girando os dedos do pé direito em um ângulo de 45 graus. Ao mesmo tempo, movimente suas mãos em uma curva que termine com a mão direita em cima e a mão esquerda embaixo, como se estivesse carregando uma bola.

2. Transfira seu peso de volta para a direita e dê um passo para trás com o pé esquerdo em um ângulo de 90 graus (em uma posição como os ponteiros do relógio marcando 9h00). Mova suas mãos uma um pouco em direção para a outra, como se estivesse apertando suavemente a bola.

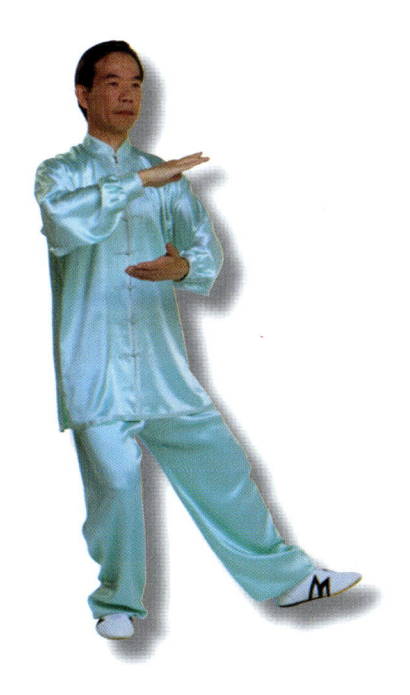

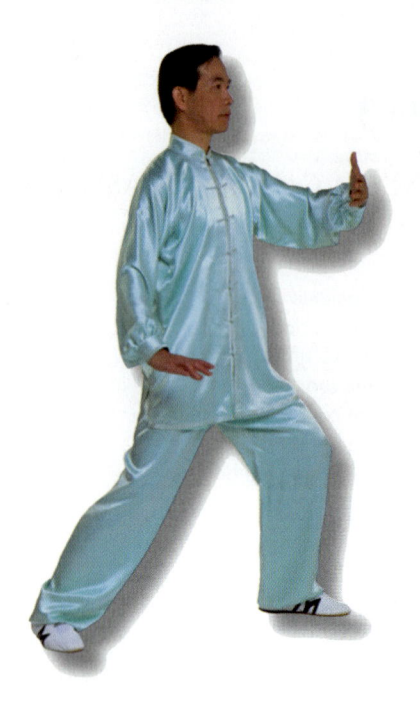

3. Transfira seu peso gradualmente para a frente, tomando cuidado para não sobrecarregar seu joelho esquerdo – se você olhar para baixo, deve ver apenas a ponta do dedo do pé (é melhor flexionar um pouco, ficando dentro de sua zona de conforto, em vez de fazer uma curva acentuada no joelho). Ao mesmo tempo, separe lentamente suas mãos, movendo a mão esquerda para a frente, para formar um semicírculo à sua frente, e a mão direita para a lateral de seu quadril, com os dedos apontando para a frente.

4. Transfira seu peso para a frente muito delicadamente e gire sua cintura, também muito levemente, para a esquerda. Ao mesmo tempo, estenda ambas as mãos, de modo que a mão esquerda vire à esquerda com a palma virada para fora, e sua mão direita esteja perto do cotovelo esquerdo, com a palma virada para cima.

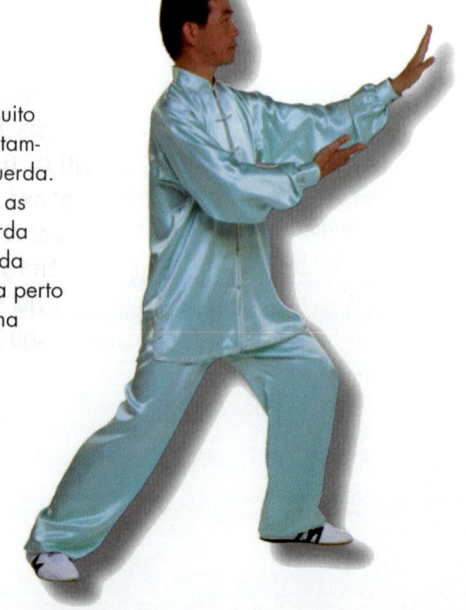

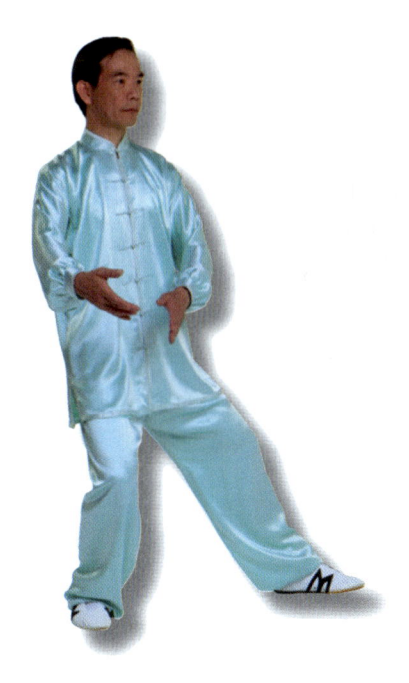

5. Transfira seu peso para trás lentamente e traga as duas mãos para baixo na frente do seu corpo; em seguida, mova suavemente para o lado.

6. Gire lentamente seu corpo para o lado. Ao mesmo tempo, movimente as duas mãos em uma curva suave para os lados, para que ambas as mãos estejam no lado direito, com a mão direita no nível dos olhos com a palma para cima (olhando para a palma da mão direita, como se estivesse olhando para um espelho) e a palma da mão esquerda voltada para baixo e perto do cotovelo direito.

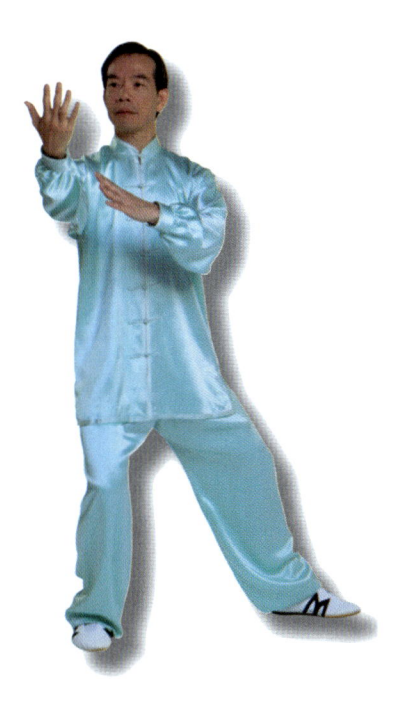

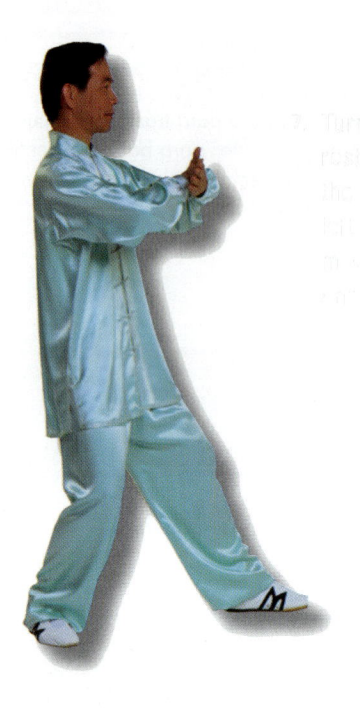

7. Vire a palma da mão direita, de modo que ela esteja descansando no pulso esquerdo, e use a mão direita para empurrar delicadamente a mão esquerda para a frente. Ao mesmo tempo, coloque seu peso delicadamente para a frente e gire o corpo para a esquerda vagarosamente.

8. Continue a usar a palma da mão direita para empurrar a mão esquerda para a frente, de modo que ambas as mãos formem um semicírculo em frente ao peito. Ao mesmo tempo, coloque seu peso delicadamente para a frente.

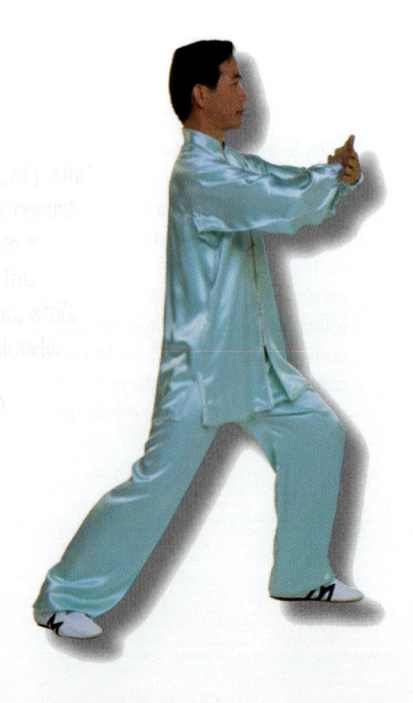

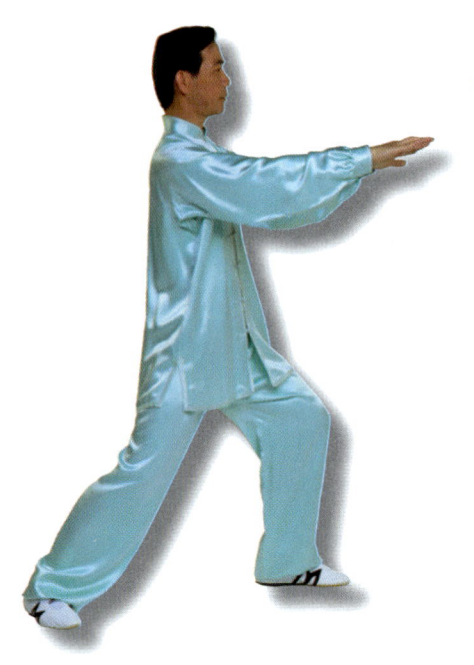

9. Estique gentilmente as mãos para a frente e as separe para que estejam na altura e na largura dos ombros, com as palmas viradas para baixo.

10. Conforme você transfere seu peso de volta, delicadamente traga as mãos para altura do peito.

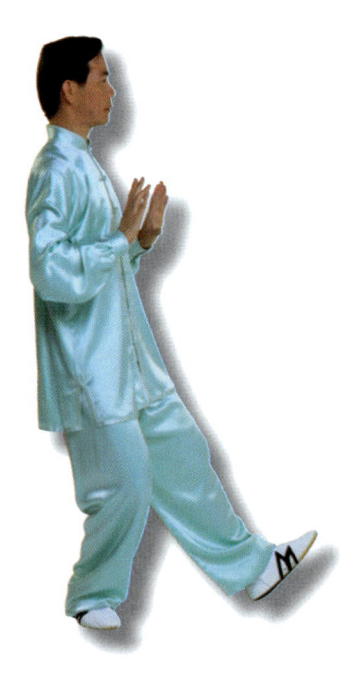

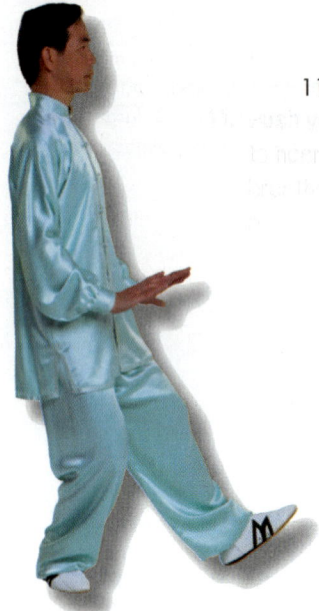

11. Empurre as mãos para baixo com cuidado e para perto dos quadris. Relaxe os quadris, expire e mentalmente coloque o foco no *dan tian*, permitindo que a energia *Qi* se aprofunde até o *dan tian* (veja a técnica da respiração *dan tian*, página 121).

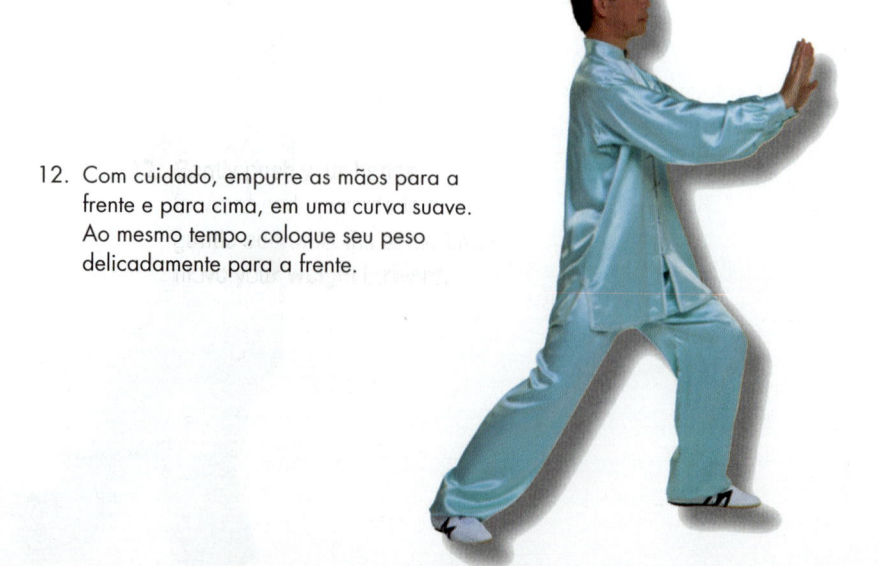

12. Com cuidado, empurre as mãos para a frente e para cima, em uma curva suave. Ao mesmo tempo, coloque seu peso delicadamente para a frente.

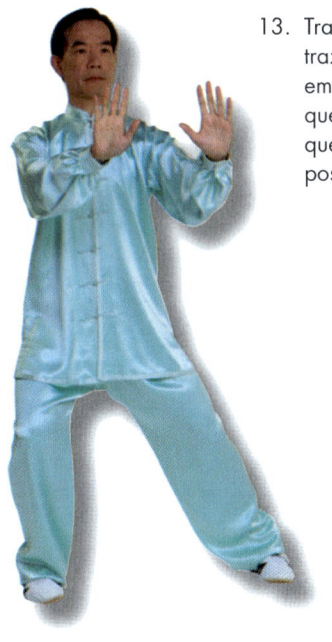

13. Transfira seu peso para trás, trazendo as mãos para trás, e, em seguida, gire ssua mão esquerda para a frente, de modo que o pé esquerdo esteja na posição 12h00 do relógio.

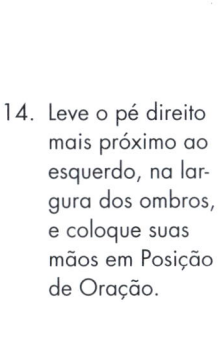

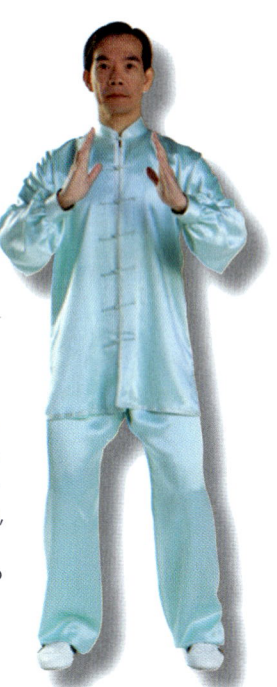

14. Leve o pé direito mais próximo ao esquerdo, na largura dos ombros, e coloque suas mãos em Posição de Oração.

Movimento 4

ABRIR E FECHAR AS MÃOS

Repita o Movimento 2 da sequência básica.

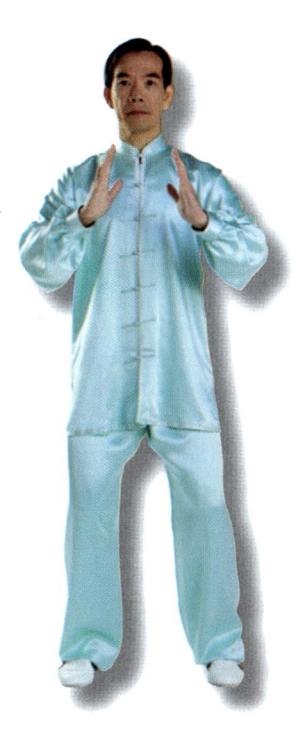

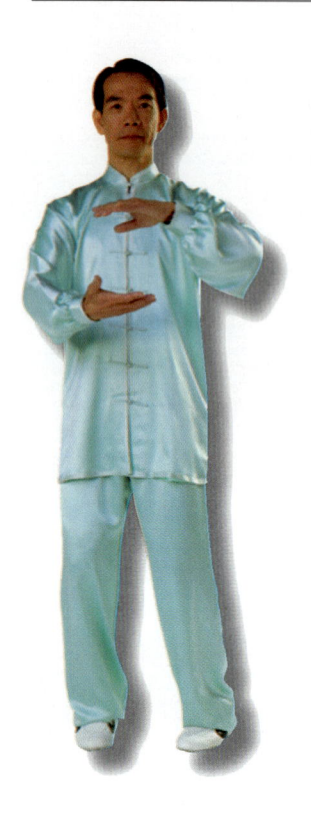

Movimento 5

ACARICIANDO A CAUDA DO PÁSSARO (DIREITA)

1. Transfira delicadamente seu peso para a direita, girando os dedos do pé esquerdo para dentro. Ao mesmo tempo, movimente as suas mãos em uma curva que termina com a mão esquerda em cima e a mão direita embaixo, como se estivesse carregando uma bola.

2. Transfira seu peso de volta para a esquerda e dê um passo para a direita com o pé direito em um ângulo de 90 graus (em uma posição como os ponteiros marcando 3h00 em um relógio). Mova suas mãos um pouco na direção de uma para a outra, como se estivesse apertando suavemente a bola.

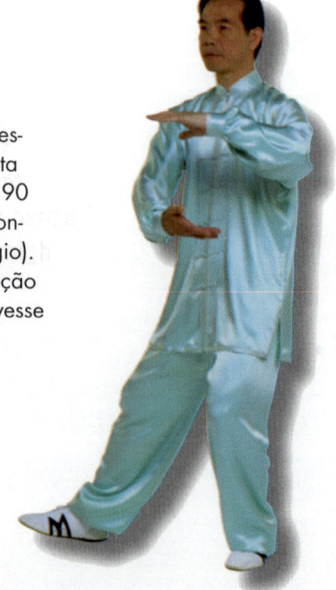

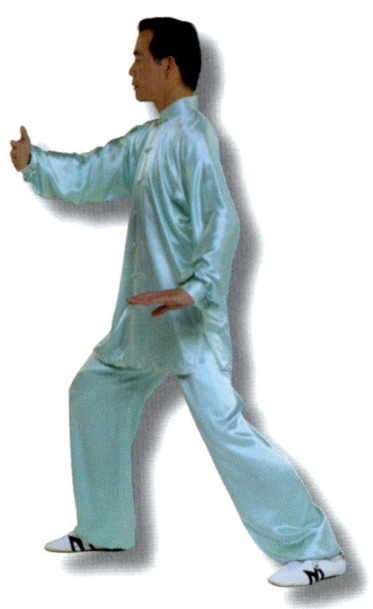

3. Transfira seu peso gradualmente para a frente, tomando cuidado para não sobrecarregar seu joelho direito – se você olhar para baixo, deve ver apenas a ponta do seu dedo do pé. Ao mesmo tempo, separe lentamente suas mãos, movendo a mão direita para a frente, para formar um semicírculo à sua frente, e a mão esquerda para a lateral de seu quadril, com os dedos apontando para a frente.

4. Transfira seu peso para a frente muito delicadamente e gire sua cintura, também muito levemente, para a direita. Ao mesmo tempo, estenda ambas as mãos, de modo que a mão direita vire à direita, com a palma virada para fora, e a mão esquerda esteja perto de seu cotovelo direito, com a palma virada para cima.

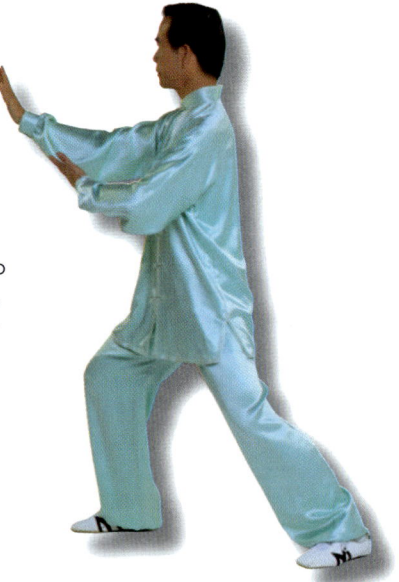

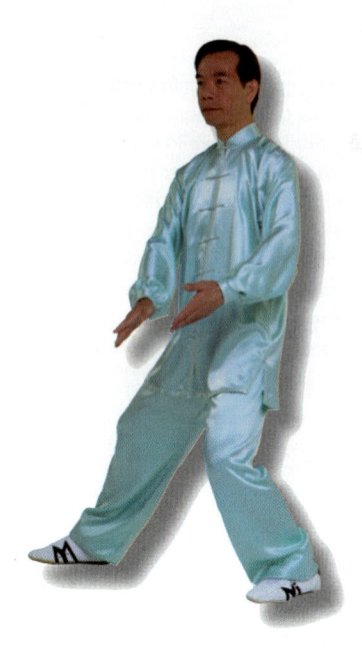

5. Transfira seu peso para trás lentamente e traga as duas mãos para baixo na frente do seu corpo; em seguida, mova suavemente para o lado.

6. Gire lentamente seu corpo para o lado. Ao mesmo tempo, movimente as duas mãos em uma curva suave para os lados, para que ambas estejam no lado esquerdo, com a mão esquerda por cima e com a palma para cima, e a palma da mão direita voltada para baixo, perto do cotovelo esquerdo.

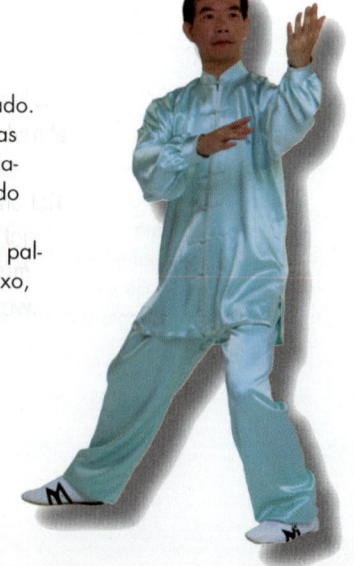

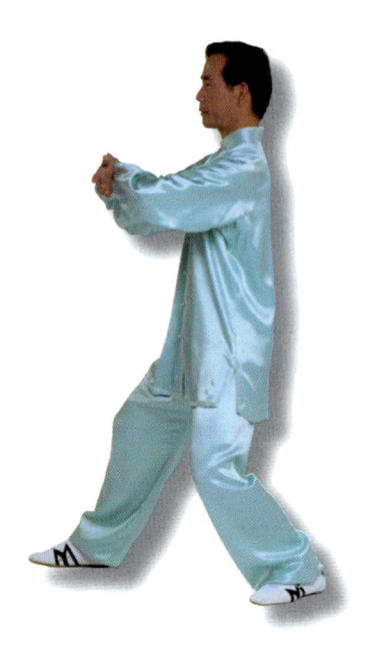

7. Vire a palma da mão esquerda, de modo que ela esteja descansando no pulso direito, e use a mão esquerda para empurrar delicadamente a mão direita para a frente. Ao mesmo tempo, coloque seu peso delicadamente para a frente e gire o corpo vagarosamente para a frente.

8. Continue a usar a palma da mão esquerda para empurrar a mão direita para a frente, de modo que ambas as mãos formem um semicírculo em frente ao seu peito. Ao mesmo tempo, coloque seu peso delicadamente para a frente.

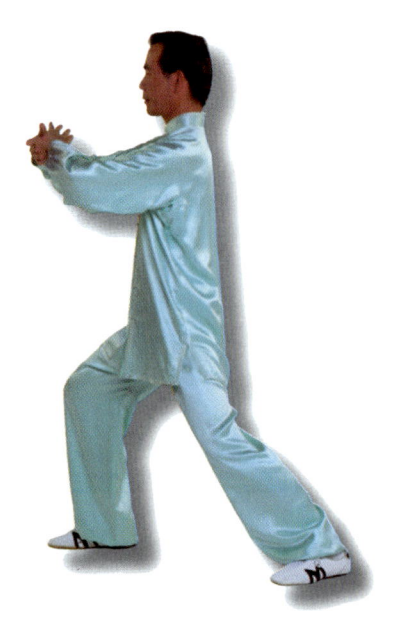

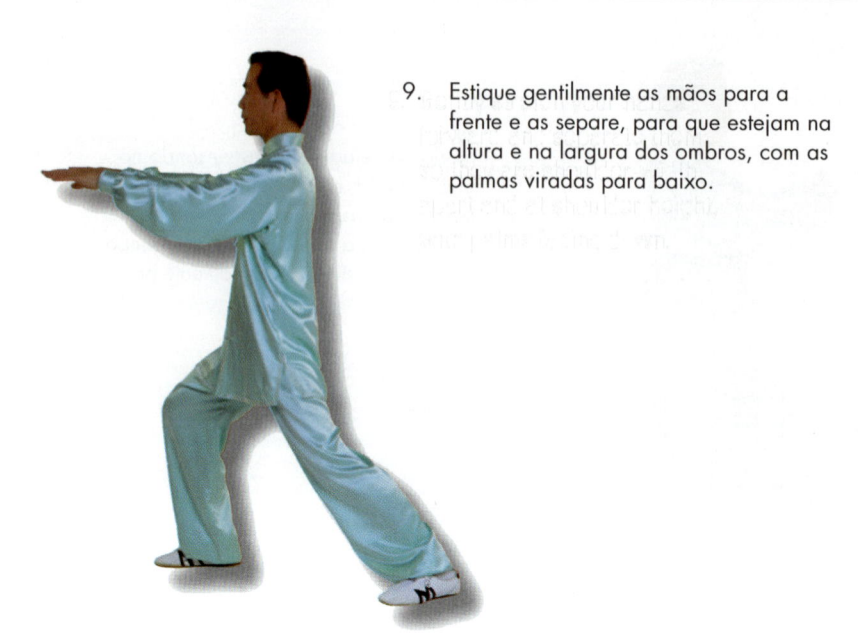

9. Estique gentilmente as mãos para a frente e as separe, para que estejam na altura e na largura dos ombros, com as palmas viradas para baixo.

10. Conforme você transfere seu peso de volta, delicadamente traga suas mãos de volta.

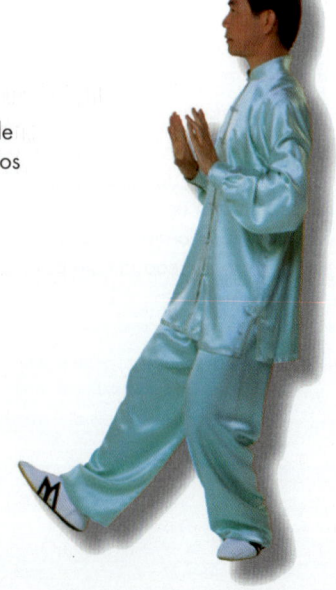

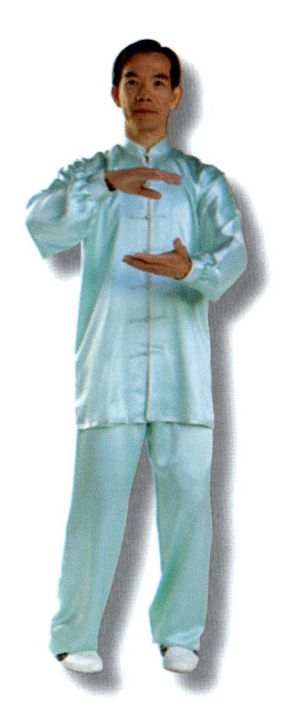

11. Empurre as mãos para baixo com cuidado e para perto dos quadris. Relaxe os quadris, expire e mentalmente coloque o foco no *dan tian*.

12. Com cuidado, empurre as mãos para a frente e para cima, em uma curva suave. Ao mesmo tempo, coloque seu peso delicadamente para a frente.

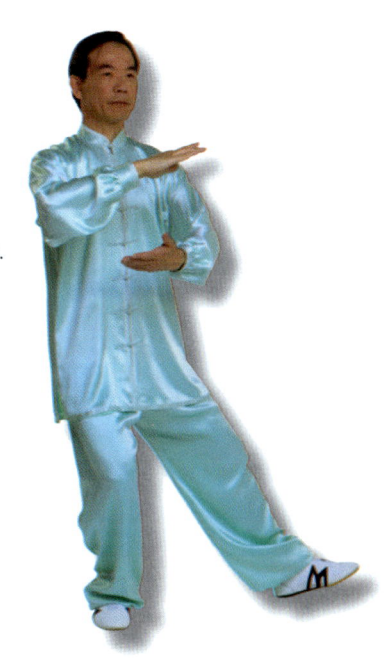

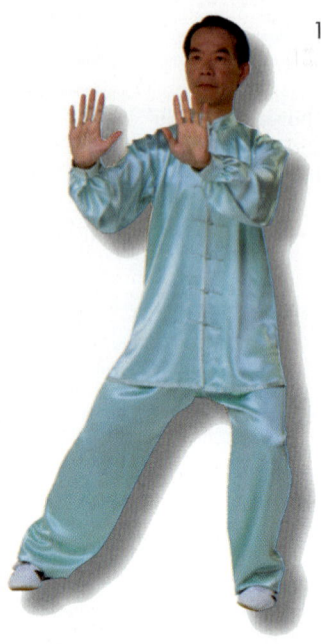

13. Transfira seu peso para trás, trazendo as mãos para trás, e, em seguida, gire sua mão direita para a frente como a posição 12h00 do relógio.

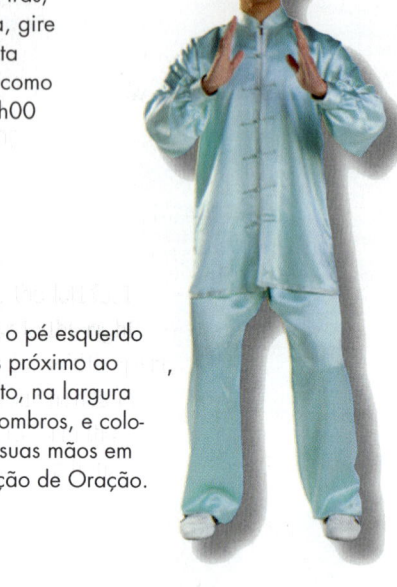

14. Leve o pé esquerdo mais próximo ao direito, na largura dos ombros, e coloque suas mãos em Posição de Oração.

Movimento 6

ABRIR E FECHAR AS MÃOS

Repita o Movimento 2 da sequência básica.

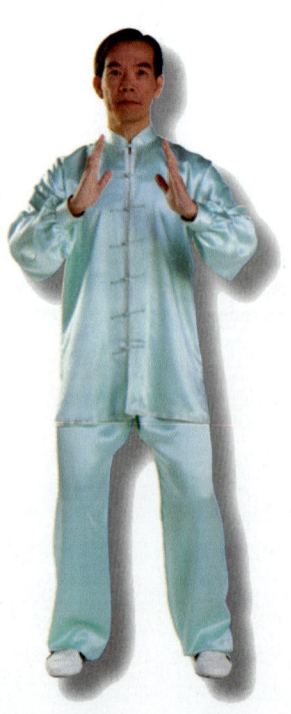

Movimento 7

ACARICIANDO NUVENS (DIREITA)

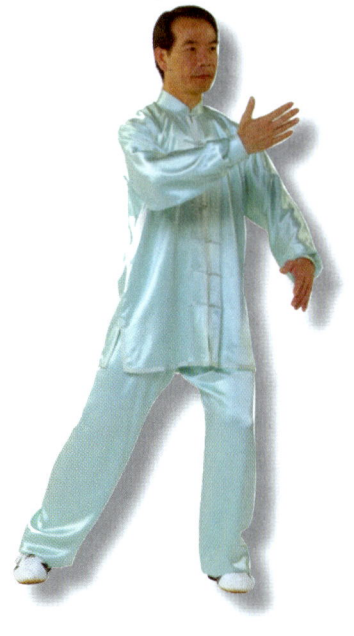

1. Vire ligeiramente para a esquerda, trazendo suas mãos para a esquerda com a mão direita por cima. Ao mesmo tempo, dê um passo para trás com o pé direito.

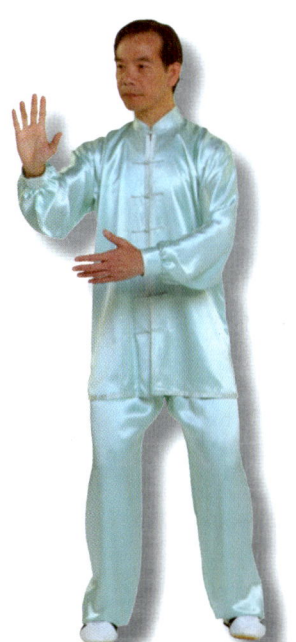

2. Traga seu pé esquerdo para mais perto e traga as duas mãos para a direita.

3. Vire a palma da sua mão direita para fora.

4. Troque as mãos. Mova as mãos para a esquerda e recue com o pé direito.

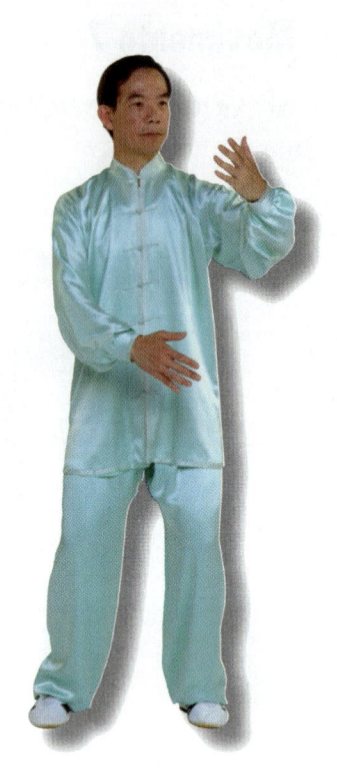

5. Vire a palma da sua mão esquerda para fora.

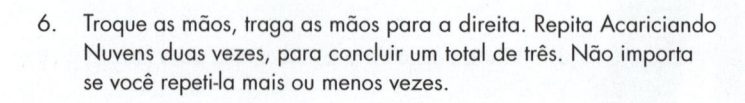

6. Troque as mãos, traga as mãos para a direita. Repita Acariciando Nuvens duas vezes, para concluir um total de três. Não importa se você repeti-la mais ou menos vezes.

Movimento 8

ABRIR E FECHAR AS MÃOS

Repita o Movimento 2 da sequência básica.

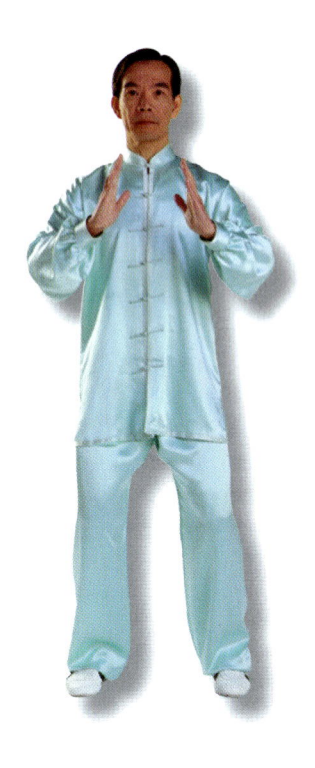

Movimento 9

FECHAMENTO

Repita o Movimento 11 da sequência básica.

Como melhorar seu tai chi

Depois de ter aprendido o programa, você terá uma boa base de tai chi. Avançar além dele para um nível superior vai lhe dar mais prazer e trazer maiores benefícios para a saúde. As pessoas aprendem de maneiras diferentes. Algumas preferem se concentrar em uma área e outras aprendem trabalhando em diferentes aspectos. Você pode continuar melhorando o que você já aprendeu, ou pode se aventurar e aprender um novo conjunto de formas ou um novo estilo. Qualquer nova abordagem pode levá-lo a um nível superior, desde que você continue a praticar.

O tai chi não é um esporte no qual você progride dentro de algum sistema de classificação padronizado, nem é um esporte competitivo, em que um ganha e o outro perde. No tai chi, a conquista é uma recompensa natural, que lhe dá uma sensação de realização pessoal, bem como o prazer da prática e a melhora da saúde.

Em um nível elevado, e em diferentes graus, o tai chi tende a tornar-se um estilo de vida para o praticante. Sun Lu-tang, o criador do estilo Sun e um dos maiores mestres de tai chi da história, disse que o mais alto nível de tai chi não é ser invencível, mas realizar uma profunda compreensão do Tao. O Tao é a natureza. Um praticante irá atingir o mais alto nível de tai chi, quando estiver em harmonia consigo mesmo e com a natureza. Em um alto nível de tai chi, é esse componente interno que mais importa.

Não é necessário aprender mais sequências de tai chi, a fim de chegar a um nível elevado. De acordo com um mestre de tai chi, "Ao longo dos últimos trinta anos, aprendi muitos conjuntos de formas. Meu maior avanço veio de ensinar os conjuntos de formas simples. Quando ensino como integrar os princípios essenciais a esses conjuntos simples, demonstro. E, como demonstro, concentro-me em integrar os princípios. Através das inúmeras repetições, descobri que a minha compreensão dos princípios essenciais aprofundou-se cada vez mais, e, como resultado, meu nível de tai chi e as formas de exercícios melhoraram imensamente."

Qual é a melhor maneira para praticar tai chi?

Muitas vezes, os iniciantes em tai chi perguntam: "Existe apenas uma maneira correta?" Se você vivesse nos velhos tempos, estaria perdendo sua vida buscando "o melhor professor". Então, você poderia dedicar-se totalmente a estudar com essa pessoa. Você teria fé absoluta e, para você, não seria apenas uma verdade – mas um dos melhores professores.

Mas, é claro, não há um "melhor professor" e, de qualquer modo, o acesso limitado muitas vezes resulta em capacidade limitada. Aprender tai chi nos dias de hoje oferece muito mais oportunidades. Como os antigos teriam gostado de ter a oportunidade de conhecer diferentes estilos e professores antes de se comprometerem com apenas um professor. Hoje, temos muito mais chances de ver o que funciona melhor para nós. Ter um panorama geral pode nos ajudar a progredir.

No estilo *Yang*, por exemplo, você se move para a frente e para trás, apenas levantando o pé do chão e o tocando suavemente como um "gato". No estilo *Chen*, você pisa para a frente, roçando o pé e, muitas vezes, pisando ruidosamente no chão. Então, depois de aprender que você deve levantar o pé para cima para avançar, pode ser estranho, então, ver os movimentos *Chen* de arrastar ou roçar os pés no chão.

"Comprima o peito e levante a parte superior das costas" é um dos dez pontos essenciais por Yang Chen-fu, um dos mais famosos mestres de tai chi na história. Mas o que isso significa? Diferentes pessoas interpretam de maneiras diferentes. Para muitos, isso significa relaxar o peito permitindo que o seu *Qi* alcance suas costas. Muitos adeptos do estilo *Yang* arqueiam suas costas, porque essa é a maneira como eles interpretam esse ponto particular.

Diferentes estilos ainda têm formas distintas nas posturas de mãos: o estilo *Yang* usa uma palma da mão aberta, por exemplo, o *Chen* usa uma fechada. Mesmo dentro de um estilo, você pode encontrar muitas variações, e até mesmo diferenças significativas.

Todas essas peculiaridades de cada estilo nos dizem que um estilo ou uma pessoa não pode estar completamente certa e todo mundo errado. Assim como existem muitos caminhos que levam a Roma, então há muitas maneiras corretas de se fazer tai chi. Pequenas diferenças não são importantes. A chave para melhorar seu tai chi é compreender e integrar os princípios essenciais dele, que são semelhantes em todos os estilos.

Orientações

É desafiador e divertido continuar a esforçar-se por um nível mais elevado, mas é importante entender que não se sabe tudo sobre o tai chi, nem é importante ser perfeito. O prazer e os benefícios vêm com a experiência da prática e do progresso. Somente por meio da prática regular você vai realmente entender o significado natural do tai chi, bem como receber seus grandes benefícios. Então faça da prática uma prioridade.

Aqui estão quatro orientações que irão ajudá-lo a progredir, seja qual for a maneira que você escolher para seguir em frente.

Siga os princípios essenciais

Apesar das muitas variações do tai chi, seu imenso poder para melhorar a saúde e a energia interna deriva de um conjunto de princípios essenciais. Aqui estão os mais importantes. Ao mantê-los em mente conforme você aprende e pratica, você vai ser capaz de praticar o tai chi de modo mais eficaz desde o início. Para verificar se está seguindo esses princípios, você pode usar uma câmera de vídeo, um espelho, ou praticar com um amigo ou um instrutor.

1. Pratique seus movimentos lentamente, sem parar. Torne-os contínuos como a água que flui em um rio e não se antecipe. Mantenha a mesma velocidade por toda a sequência.
2. Imagine que você está em movimento contra uma resistência suave. Isso vai cultivar sua força interior (*Qi*). Imagine que o ar ao seu redor está se tornando mais denso e que cada movimento que faz é contra uma resistência suave – como quando você se move na água.
3. Esteja consciente sobre a transferência de peso. Isto é importante para melhorar a mobilidade, a coordenação e a estabilidade. Esteja ciente de quando você deve transferir seu peso e de cada passo de sua transferência. Quando você se move para a frente, por exemplo, coloque seu peso em uma perna, mantendo uma postura ereta e equilibrada; toque no chão suavemente primeiro com o outro calcanhar, e depois coloque todo o pé no chão gradualmente ao colocar mais peso sobre seu pé.
4. Mantenha uma postura ereta e o corpo alinhado. Mantenha o corpo ereto, sem criar tensão, o que pode ser bastante difícil, especialmente quando você começa a dobrar os joelhos. Muitas vezes, quando as pessoas dobram os joelhos, o corpo não fica bem alinhado. Teste a si mesmo, ao lado de um espelho – não olhe para o espelho. Dobre os joelhos e olhe

para o espelho agora. Sua coluna está em uma linha vertical ao chão? Uma boa maneira de manter um bom alinhamento conforme você pratica é imaginar que vai se sentar em uma cadeira vazia. Dobre os joelhos e o quadril. Pratique isso com o espelho e verifique você mesmo de vez em quando. Depois de ter conseguido um bom alinhamento corporal, seu tai chi vai melhorar muito porque o *Qi* flui melhor em um corpo alinhado. Curvar-se para a frente vai atrapalhar o fluxo de *Qi* e comprometer seu equilíbrio. Inclinar-se para trás irá criar tensão extra à coluna vertebral. Portanto, tente manter seu corpo na posição vertical ao longo de todos os movimentos. Leve em consideração os diferentes contornos do corpo, busque movimentar-se na vertical de forma gradual e manter-se dentro de sua zona de conforto.

5. Solte ou "song" as articulações. Você deve relaxar quando estiver praticando tai chi – mas relaxar não significa deixar seus músculos flácidos. Em vez disso, consciente e delicadamente alongue as articulações de dentro, quase como se estivesse expandindo suas articulações internamente. Muitas pessoas traduzem erroneamente a palavra chinesa "song", como relaxamento. Essa é apenas uma interpretação. "Song" significa tanto relaxar como soltar. Para a prática de soltar a coluna, imagine uma corda, e que você a está esticando delicadamente de ambos os lados. Para os membros inferiores, dobre os joelhos, agache-se e alongue seus quadris para fora, para formar um arco com suas coxas. Outras articulações dos membros superiores irão se expandir suavemente.

6. Concentre-se em seus movimentos, esteja consciente de onde você está e de onde seu corpo está no tempo e no espaço. Evite distrações e se concentre plenamente no que está fazendo. Esteja ciente de todos os princípios mencionados, mas considere um de cada vez.

Aprimore os princípios essenciais

Para melhorar seu tai chi, é essencial progredir em quatro "premissas" diferentes: *jing*, *song*, *chen* e *huo*. Essas são extensões dos princípios essenciais do tai chi. A seguir repetimos algumas dessas informações, mas as exploramos de diferentes maneiras.

As quatro premissas se complementam, de modo que você não precisa ser completamente proficiente em uma antes de passar para outra. Elas também afetam umas às outras de maneira positiva, para que, aprendendo mais sobre uma, você melhore sua compreensão das outras. Tente trabalhar em uma delas por um período de pelo menos algumas semanas e depois passe para outra. Mas volte a cada uma regularmente.

Alguns dos conceitos a seguir podem não ser muito claros para você. Não deixe que o preocupem. À medida que você progredir, será capaz de compreendê-los. Com o tempo, conforme seu nível de compreensão se aprofundar, as palavras assumirão significados um pouco diferentes. Tenha em mente que ninguém atinge a perfeição em todas as quatro premissas – progressão é o que importa.

Jing

Jing, em uma tradução aproximada, significa "tranquilidade mental" ou "serenidade". Para atingir essa quietude e esse silêncio da mente, imagine-se em um ambiente tranquilo, como em uma floresta tropical com sombra. Se você fizer isso regularmente, logo estará sereno, calmo, e será capaz de se concentrar no que seu corpo está fazendo.

Atingir um grau de tranquilidade mental leva tempo. Mas uma vez alcançada, ela ficará com você – na próxima vez em que praticar, sua mente será capaz de expandir o mesmo estado – e, gradualmente, você será capaz de avançar para um nível ainda mais elevado. *Jing* melhora o relaxamento e permite que você se concentre. A concentração, por sua vez, melhora o equilíbrio e alivia a tensão muscular, tornando sua prática de tai chi mais eficaz.

A quietude mental do tai chi é diferente da de outras formas de meditação. Enquanto você está sereno por dentro, você ainda está consciente do seu meio ambiente e capaz de avaliar a situação em torno de si, a qualquer momento – o que é essencial quando você está praticando o tai chi como uma arte marcial. Embora *jing* possa ser um estado mental mais difícil de alcançar do que, digamos, a meditação, quando atingido ele vai ajudar a melhorar seu tai chi, mas também ajudar em qualquer crise real em sua vida. Apenas dizer a palavra *jing* silenciosamente para si mesmo pode ajudar a induzir ao estado.

Song

Song é muitas vezes traduzido como "relaxamento", porém significa mais do que isso em chinês, transmitindo uma sensação de afrouxamento e alongamento. Imagine todas as articulações de abertura afrouxando ou alongando suavemente. Pegue sua articulação do ombro, por exemplo. Se você alongar suavemente a articulação, sentirá e, provavelmente, verá uma pequena covinha na parte superior do ombro. Se você tensiona a articulação do ombro, a ondulação desaparece.

Agora aplique essa técnica para outras articulações. Visualize todas elas se soltando. Nos membros superiores, solte seus cotovelos, pulsos e articulações dos dedos, esticando-os para fora, quase como que puxando delicadamente para abri-los. No tronco, a flexibilização deve ser vertical – visualize sua coluna como uma corda que você estica suavemente a partir de ambas as extremidades. Para os membros inferiores, alongue as articulações do quadril e joelhos ligeiramente para fora, de modo que seu agachar forme um arco.

Esse método de afrouxamento constitui um tipo de relaxamento controlado, porque, quando você estica suavemente as articulações, libera a tensão. *Song* ajuda o fluxo do *Qi*, alimenta a força interior e também melhora a flexibilidade. Também irá melhorar o *jing*. Depois de desenvolver *song*, sua mente se torna mais *jing*, e com sua mente mais *jing*, *song* vai melhorando, estabelecendo assim um círculo positivo.

Chen

Chen (não é a mesma palavra em chinês que dá nome ao estilo) significa "afundamento". Conforme você avançar no tai chi, vai se deparar com o termo "*afundar* o *Qi* para o *dan tian*". Uma área de três dedos abaixo do umbigo, o *dan tian* é central para tudo o que fazemos no tai chi, uma vez que é o principal local de armazenamento do *Qi*.

Respirar facilita o afundamento do *Qi* ao *dan tian*, que por sua vez mantém a sua mente *jing* e solta suas articulações. A sensação de *Qi* difere de pessoa para pessoa, mas, para a maioria, é uma sensação de calor intenso. Quando expirar, solte suas articulações. Você deve sentir uma sensação de calor em seu *dan tian*. Esse é o sentimento de afundamento (aprofundamento) do seu *Qi*. Se você não sentir isso inicialmente, não se preocupe. Continue a praticar a forma e, conforme sua prática melhorar, você vai finalmente sentir o *Qi* no *dan tian* e aprender a afundá-lo. Não importa se você sente o afundamento do *Qi*, pensar na sensação como descrita irá facilitar a manutenção do *Qi*.

Chen aumenta a estabilidade, o *song* e o cultivo do *Qi*. A consciência do *dan tian* vai fortalecer as estruturas internas do seu corpo, melhorar sua força interior e fortalecer sua espinha.

Huo

Huo significa "agilidade". Ser forte, ter um poderoso *Qi* e estar em um bom estado mental são essenciais, e esses atributos são ainda mais eficazes com maior agilidade. Agilidade vem da prática regular, usando a postura corporal adequada, transferência de peso, controle de movimentos, relaxamento das articulações e uma forte resistência interna. O aprimoramento do *Qi* ajuda na agilidade e melhora a flexibilidade.

Use essas estratégias para seu aprimoramento

Nós temos deixado claro que, para melhorar seu tai chi, você deve entender os princípios dele e praticá-los regularmente e com atenção. Agora vamos olhar para alguns outros métodos que o ajudarão a melhorar suas habilidades. Alguns deles vão funcionar de maneira mais eficaz para alguns alunos do que para outros, mas eles ajudam a maioria das pessoas.

Indo além da fase platô

Em seu livro *Mastery*, o conhecido especialista californiano em arte marcial, George Leonard, descreve a "fase de platô". Ele explica que os alunos passam por fases. Entre cada salto quântico de avanço técnico, há uma longa fase de platô, em que a melhoria é lenta e não óbvia. Essa fase é necessária para a absorção dos conhecimentos e habilidades antes de um avanço rápido acontecer.

Portanto, uma típica curva de aprendizado se parece com este traçado:

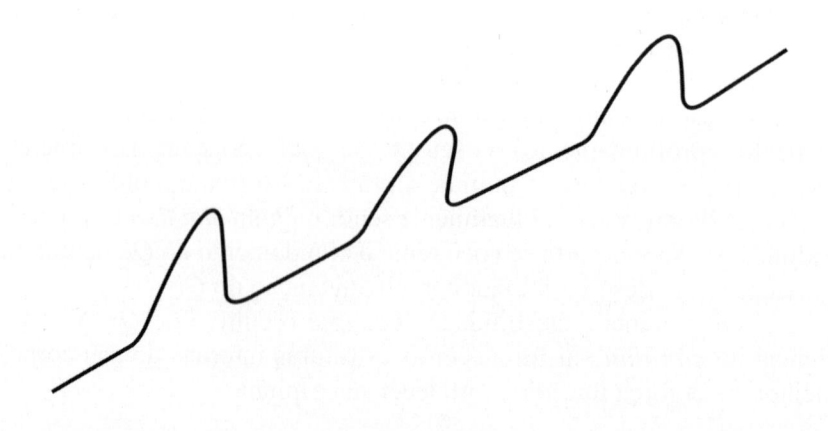

Subidas íngremes estão separadas por amplos platôs. Estudantes impacientes ficam aborrecidos e decepcionados durante as fases de platô e, muitas vezes, desistem. No tai chi, platôs e subidas íngremes são *yin* e *yang*. O primeiro é o armazenamento de energia e o segundo é a devolução dessa energia. Você precisa armazenar energia antes de devolvê-la. Como no tai chi, essa é a natureza. A longo prazo, estar ciente e aprender a apreciar o platô irá ajudá-lo a persistir e fazer progressos significativos. Aprender sobre o fluxo pode ajudá-lo a aproveitar melhor as fases de platô.

Avance em seu fluxo
O fluxo ocorre quando uma pessoa está tão absorvida ou então totalmente engajada em uma atividade que se torna "perdida no tempo". Muitas vezes acontece quando um atleta se apresenta em sua melhor forma, ou quando um artista pinta uma obra-prima. Os atletas, por vezes, o chamam de estar "na zona". Se você está fazendo um trabalho, um *hobby* ou praticando um esporte – ou tai chi –, se você estiver totalmente engajado, está mais propenso a manter-se "em fluxo".

Depois de anos estudando milhares de pessoas, o professor Mihaly Csikszentmihalyi, diretor de psicologia e educação na Universidade de Chicago e autor do livro *A Descoberta do Fluxo*, encontrou uma estreita ligação entre o prazer e o fluxo: as pessoas ativas são realizadas e serenas e estão mais frequentemente no fluxo. Ele também verificou que é possível aumentar a experiência de fluxo. Esses resultados são bem aceitos por outros especialistas.

Você pode trabalhar para aumentar seu fluxo. Se você aprecia o que está fazendo, sabe que fará melhor. Mais fluxo também significa melhor tai chi.

Três fatores principais podem induzir o fluxo:

1. Ter um objetivo ou objetivos claros.
2. Receber *feedback* imediato e relevante.
3. Corresponder seus objetivos às suas habilidades.

"Objetivo" neste caso significa uma meta de curto prazo. Por exemplo, seu objetivo para uma sessão de prática poderia ser o de mover-se suavemente, ou pode ser simplesmente se lembrar dos movimentos. Você saberá imediatamente se se lembrou dos movimentos corretamente e se eles estavam suaves. Em outras palavras, você terá um *feedback* imediato e relevante.

Corresponder seus objetivos ao seu nível de habilidade irá resultar em maior satisfação. Por exemplo, se você é um recém-chegado ao tai chi e não está familiarizado com os movimentos, tentar realizá-los de maneira perfeita pode ser muito desafiador e, assim, levar a um excesso de estresse; por outro lado, se você é experiente em tai chi, pode estar fazendo os movimentos sem problemas, de modo que esse objetivo não oferece nenhum desafio, o que poderia levar ao tédio. Em outras palavras, se a habilidade necessária para atingir um objetivo está além de sua capacidade, é provável que você se estresse, o que o impede de entrar no estado de fluxo, e se um objetivo é muito facilmente alcançado, você vai se cansar e é improvável a experiência do fluxo.

No tai chi, pretendemos integrar corpo e mente, o que pode levá-lo a um estado mental semelhante ao fluxo. Conforme melhora sua prática do tai chi, você estará em fluxo com mais frequência. Mais fluxo vai lhe trazer mais prazer, mais prazer vai levá-lo a praticar mais, e mais prática irá resultar em mais fluxo. O resultado final é uma vida mais saudável e mais realizada.

Sentir-se bem naturalmente
O corpo humano ressoa com a natureza, e o tai chi segue os ritmos da natureza, de modo que sua prática fará você se sentir em sintonia com a natureza e em harmonia consigo mesmo. Em sua prática, tente trabalhar no sentido do fluxo da natureza e do ritmo.

Aprenda novas habilidades
Aprender algo novo muitas vezes estimula as pessoas a tentar mais. Temos observado que os alunos, alguns dos quais viajaram milhares de quilômetros para participar de nossas oficinas anuais de tai chi, que duram uma semana, ao final das oficinas demonstram o que aprenderam. O brilho em seus olhos mostra muito claramente seu orgulho e prazer. Então, se você está aprendendo um novo conjunto de formas ou alcançar a intensidade das formas, você está assimilando novas habilidades. Reconheça e sinta a emoção que isso traz.

Ajude as pessoas
Muitos praticantes de tai chi em todo o mundo ensinam tai chi. Ensinam pela satisfação de ajudar as pessoas a melhorar sua saúde e sua qualidade de vida. Ajudar os outros é um poderoso motivador, parte integrante da natureza humana. Por ser importante para os outros, ganhamos grande autoestima e realização. Portanto, tente ensinar sempre

que puder. Ensinar é também uma das melhores maneiras de aprimorar suas próprias habilidades.

Adquira um hábito
Os seres humanos são pessoas de hábitos. Gostamos de seguir rotinas. Defina um horário diário e regular para a prática. E uma vez que você adquira esse hábito, verá que sua mente e seu corpo exigirão seu cumprimento.

Sinta-se melhor
Muitos estudos científicos têm mostrado os benefícios do tai chi à saúde. Ao praticá-lo, muitas pessoas tiveram melhorias significativas em sua saúde e em sua qualidade de vida. E o ponto é: fizeram por si próprias. Elas tomaram a iniciativa de melhorar suas condições. Os benefícios para a saúde e o orgulho que sentem por suas realizações conduzem as pessoas a praticar e melhorar seu tai chi.

Usando o poder da mente
Tai chi é uma arte marcial, o que significa que você tem de usar sua capacidade de raciocínio. Isso é uma das coisas mais importantes que fazem com que o tai chi seja tão interessante. As evidências mostram que a mente é como o corpo – você pode tanto usá-la ou perdê-la. O uso regular de sua capacidade de raciocínio melhora sua mente e previne doenças como a demência ou doença de Alzheimer. Continue usando sua mente quando você está praticando. Analise seus movimentos. Qual é o principal objetivo do movimento? Será que isso faz sentido? Será que está confortável? A sensação é de equilíbrio? É compatível com os princípios do tai chi? Proporciona uma sensação de fortalecimento do *Qi*? É seguro? Analisar seu próprio tai chi é a melhor maneira de ganhar uma compreensão mais profunda e fazer melhorias.

Usar o poder da mente também significa estar aberto. Se você está fixo em uma ideia e fecha sua mente para as outras, então não consegue ir além. Por outro lado, uma mente aberta está pronta para receber ou absorver novos conhecimentos, e isso lhe trará progressos.

Absorção
Sua comida deve ser digerida para tornar-se útil para seu corpo. Você também tem de digerir o tai chi até que fique dentro do seu corpo, em seus ossos, e se torne uma parte de você. Quando você aprende uma nova técnica ou forma, deve tentar praticá-la até que a absorva

bem antes de adquirir novas habilidades. Somente após a compreensão, você pode expandir a habilidade.

Usando a visualização autoguiada
A mente inconsciente tem forte controle sobre nós. Para melhorar seu tai chi, tente usar a visualização autoguiada, que é uma técnica excelente para treinar sua mente inconsciente. (Veja um artigo do Dr. Yanchy Lacska e do Dr. Paul Lam em *Tai Chi for Beginners and the 24 Forms*, 2006.)

Deixe fluir
Assim Sheila Rae, uma professora de tai chi e Qigong, resumiu perfeitamente em uma palestra inspiradora: "Chega um ponto em nossa prática em que temos de aprender a deixar ir a forma, o perfeccionismo e o ego."

O próprio ato de desapego implica que estamos na posse de alguma coisa. Quando aplicamos esse conceito ao tai chi, entendemos que sem aprender e praticar a forma, não temos a consciência do tai chi. Mas essa consciência não é apenas um produto de movimentos perfeitos e etapas. Embora formas bem praticadas e harmoniosas sejam vitais para a experiência geral, não é o objetivo final para o praticante sério.

À medida que começamos a praticar o tai chi, o ego nos ajuda a ver o que podemos alcançar. É poderoso, divertido e emocionante. No entanto, como qualquer coisa que deve ser praticada para se aprender – como piano, dança, até mesmo cozinhar – chega um momento em que devemos deixar de tentar seguir os padrões prescritos e deixar que o fluxo da arte se movimente por nossas almas. É nesse momento, deixando de lado os padrões, que podemos perceber o verdadeiro significado do nosso estudo – que é o de integrar os princípios de tai chi em nossas vidas diárias. Sim, já ouvimos isso antes e compreendemos a importância desse aspecto do treinamento de tai chi, mas devemos mesmo deixar fluir, caso contrário, podemos julgar os outros que não estão usando os princípios do tai chi em suas vidas. Tente deixar a vida fluir, de modo que os princípios possam ser aplicados à vida – e, em seguida, sua vida irá influenciar seu tai chi. Se podemos nos entregar em movimento, a forma vai expressar a rendição.

Se estivermos constantemente treinando para aperfeiçoar os movimentos, não conseguiremos perceber a verdadeira felicidade de praticar o tai chi. Ao deixar de lado os padrões, conexões maravilhosas podem acontecer. Em primeiro lugar, os movimentos se conectam facilmente, então podemos nos conectar com a verdadeira essência da integração com o nosso meio ambiente, com os outros e com o próprio universo. Temos de aprender a deixar fluir e encontrar a conexão que estamos procurando.

Treine com um professor

Mais cedo ou mais tarde, se você estiver avançando para um nível mais alto, você vai perceber que precisará de um professor. Intruções de um professor adequado podem melhorar seu tai chi imensamente. Por outro lado, um professor inadequado pode fazer com que regrida em seus avanços. Pessoas que conhecemos desistiram do tai chi porque tiveram professores inadequados. Portanto, leve algum tempo para encontrar um professor com quem você se identifique e que atenda às suas necessidades.

Um bom professor deve orientá-lo, não importa em que estágio você esteja no tai chi. Se o professor começar dizendo: "Tudo que você aprendeu até agora está errado, perdeu seu tempo", procure outro instrutor. Não há apenas uma forma no tai chi, há muitas boas maneiras.

Se você mora em uma cidade grande, são maiores as chances de encontrar. Você não terá muita dificuldade para localizar professores. Peça recomendações aos seus amigos (você também pode consultar o *site* do Dr. Lam no *www.DrPaulLam.com*, onde encontrará uma lista de instrutores em todo o mundo). Faça contato com os professores. Descubra que estilo eles ensinam. Será que eles levam alguém ao seu nível? Qual é o desafio? Pergunte se você pode assistir a uma aula.

Quando você visitar uma escola, assista aos alunos e, se possível, fale com eles. Será que eles parecem interessados? Entusiasmados? Será que eles fazem perguntas e têm respostas satisfatórias? Os objetivos são semelhantes aos seus? Há alunos regulares? Uma instrutora britânica de tai chi, Margaret Brade, deu a seguinte declaração sobre gostar tanto do seu instrutor: "Eu ainda me lembro dele como se ele tivesse uma certa magia para mim e para muitos outros. É difícil descrever em palavras o que alguém tem que faz com que mais de trinta pessoas frequentem as aulas duas vezes por semana, semana após semana – todos os instrutores que vieram depois dele (ele está aposentado agora) não conseguiram isso, e as pessoas ainda falam constantemente de Bruce."

Será que o professor se preocupa com a prevenção de lesões? Os exercícios de aquecimento e relaxamento fazem parte das aulas? O professor está mais interessado em artes marciais ou em benefícios à saúde?

Encontrar um professor pode ser mais difícil para aqueles que vivem em cidades pequenas. Você pode ter de frequentar cursos e oficinas ou usar DVDs e livros, em vez de cursar as aulas. No entanto, além das aulas regulares, muitos excelentes professores de tai chi viajam para dar cursos. Você pode descobrir *on-line* mais informações sobre esses cursos e *workshops*.

APROVEITE SUAS AULAS AO MÁXIMO

Uma vez que você deciciu estudar com um professor, você pode aproveitar mais suas aulas, levando em consideração as sugestões seguintes:

- Sempre tente entender seu professor. Abra sua mente e seja receptivo. Mostre respeito, o que irá ajudá-lo a conectar-se melhor com seu professor.

- Esteja preparado para correções, *feedback* negativo e até mesmo críticas. Lembre-se de que muitos professores são particularmente difíceis com estudantes talentosos. Se você vê a crítica como uma luz, pode tratá-la como um elogio para um aluno talentoso!

- Prepare-se para suas aulas. Dessa forma, você vai tirar o máximo de proveito delas. Descubra o que terá na próxima aula e prepare-se para ela. Assim, você vai aprender mais.

Pode chegar um momento em que você sinta que aprendeu tanto quanto seu professor pôde ensinar. Talvez seja hora de você fazer uma mudança. Não se sinta culpado. Cada professor tem algo diferente a oferecer. Por que não aproveitar esse fato? Informe o professor de maneira respeitosa, mostre seu apreço e seja honesto sobre o motivo de sua saída.

No mundo do tai chi, não é raro encontrar professores que ensinam de "maneira tradicional". Muitos desses professores esperam que os alunos aprendam simplesmente os seguindo na prática das formas, e não dão todas as instruções, assistência ou atenção individual. Eles podem até mesmo desencorajar a comunicação ou ser negativos sobre o progresso do aluno. Alguns professores tradicionais também exigem total lealdade: eles não permitem que você seja instruído por outra pessoa ou até mesmo que use livros e DVDs. Hoje em dia, no entanto, esses professores estão se tornando raros.

Isso não quer dizer que o ensino dentro do estilo tradicional seja de todo ruim. Muitos professores que seguem o estilo de ensino tradicional têm muito a oferecer. Optar por esse tipo de instrução depende de sua compreensão, tolerância e o quanto você aprende com essa escolha.

Parte IV

Referências

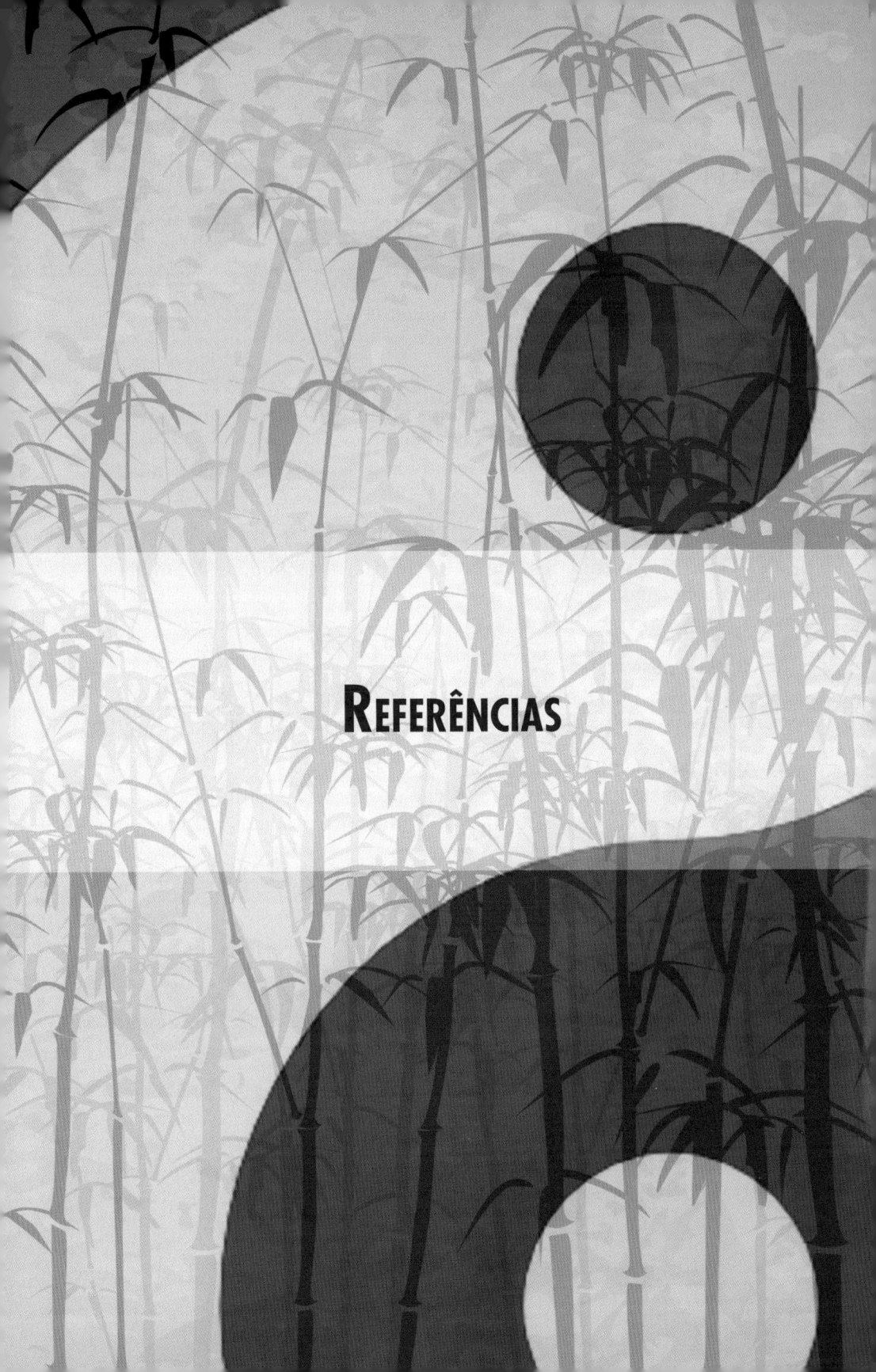

Tai Chi

WEBSITES DE APOIO AOS PROGRAMAS DE SAÚDE

www.taichiforhealthcommunity.org
Tai chi for Health Community, uma organização sem fins lucrativos, com sede nos EUA e dedicada a divulgar o tai chi para tantas pessoas quanto possível para a melhoria da sua saúde.

www.betterhealthcc.com.au
Better Health Tai Chi Chuan, Inc., uma organização sem fins lucrativos com sede na Austrália, que tem como objetivo criar um ambiente amigável e interativo para todos os membros desenvolverem-se por meio do tai chi.

www.ageconcernstockport.org.uk
Age Concern é a maior instituição de caridade no Reino Unido, trabalhando com e para as pessoas da terceira idade. Age Concern in Stockport fornece apoio e aulas para Tai Chi para programas de saúde.

www.rheumato.org
Korean Association of Muscle and Joint Health fornece apoio, *workshops* para instrutores de tai chi, pesquisas e aulas em toda a Coreia.

www.taichiforhealth.com
Este *site* contém informações de tai chi, discussões, informações de tai chi para instrutores de saúde em todo o mundo, e produtos recentes do Dr. Paul Lam.

LIVROS

Dr. Paul Lam e Judith Horstman, *Overcoming Arthritis*, Dorling Kindersley, Melbourne, 2002.

Dr. Paul Lam, *Teaching Tai Chi Effectively*, East Acton Publishing, Sydney, 2006.

Dr. Paul Lam e Nancy Kaye, *Tai Chi for Beginners and the 24 Forms*, Limelight Press, Sydney, 2006.

Simplified Taijiquan, China Sports Series 1, organizado por China Sports Editorial Board, Beijing.

Sun Lu Tang, *Xing Yi Quan Xue, the Study of Form: Mind Boxing*, traduzido por Albert Liu, organizado e editado por Dan Miller, High View Publications, 1993.

The Essence of T'ai Chi Ch'uan: the Literary Tradition, traduzido e editado por Pang Jeng Lo, *et al.*, North Atlantic Books, Berkeley, CA, 1979.

Barbara Davis, *The Taijiquan Classics*, North Atlantic Books, Berkeley, CA.

Bill Douglas, *The Complete Idiots' Guide to Tai Chi and Qigong*, Alpha Books, New York.

Martin Lee, *et al.*, *Ride the Tiger to the Mountain – Tai Chi for Health*, Perseus Books Reading, Massachusetts, 1989.

Chia, Mantak e Juan Li, *The Inner Structure of Tai Chi*, Healing Tao Books, Huntington, NY, 1996.

Organizado por Morning Glory Press, *Yang Style Taijiquan*, Hai Feng Publishing Co, Hong Kong, 1988.

Organizado por Zhaohua Publishing House, Hong Kong, *Chen Style Taijiquan*, Hai Feng Publishing Co, 1984.

Taiji: 48 Forms and Swordplay, China Sports Series 3, China Sports Editorial Board, Beijing.

Douglas Wile, *Cheng Man-Ch'ing's Advanced T'ai-Chi Form Instruction*, Sweet Chi Press, Brooklyn, NY, 1985.

Dalai Lama e Daniel Goleman, *Destructive Emotions, How We Can Overcome Them*, Bantam Books, New York.

Dr. Stephen T. Chang, *The Complete System of Self Healing: Internal Exercises*, Tao Publishing.

Isabelle Robinet, *Taoist Meditation, The Mao-Shan (Shang-ch'ing) Tradition of Great Purity*, State University of New York Press, New York.

REVISTAS

T'ai Chi, revista internacional de T'ai Chi Chuan Wayfarer Publications, PO Box 39938, Los Angeles, CA 90039-0938, USA
www.tai-chi.com

Qi, revista tradicional de saúde e *fitness*. Insight Publishing Inc, PO Box 18476, Anaheim Hills, CA 92817, USA
www.qi-journal.com

ASSOCIAÇÕES DE TAI CHI
www.taichiforhealth.com
Associação de tai chi da Austrália: promove o tai chi na Austrália.

www.betterhealthtcc.com.au
Better Health Tai Chi Chuan, Inc., uma organização sem fins lucrativos.

www.worldtaichiday.org
World Tai Chi & Qigong Day, o maior evento de tai chi em todo o mundo, organizado por Bill Douglas.

www.taichiamerica.com
Tai Chi America: fornece um recurso de aprendizagem multimídia e banco de dados para todos os interessados em tai chi chuan e chi kung.

www.taichiunion.com
Tai Chi Union na Grã-Bretanha.

DVDs
Dr. Paul Lam trabalhou com equipes de especialistas para produzir várias séries de DVDs sobre tai chi, desde a série introdutória, para autoaprendizagem e saúde, até a avançada, desenvolvida para expandir habilidades. Os títulos incluem:

Tai Chi for Arthritis (versões em inglês, chinês, francês, espanhol, alemão e italiano)

Tai Chi for Arthritis II

Tai Chi for Diabetes

Tai Chi for Osteoporosis

Tai Chi for Older Adults

Tai Chi 4 Kidz

Tai Chi for Beginners (versões em inglês, chinês, francês, espanhol, alemão e italiano)

Qigong for Health

Tai Chi: The 24 Forms

The 32 Forms Tai Chi Sword

Entre em contato com Tai Chi Productions (www.taichiproductions.com) para as séries intermediária e avançada.

Diabetes

LIVROS
Diabetes and You: the Essential Guide, Diabetes Australia, Canberra, 2001.

Guide to Exercise, National Heart Foundation, disponível na National Heart Foundation, Hutt Street, Adelaide, SA.

Driving and Diabetes – cobre os requisitos legais e práticos para condutores com diabetes.

American Diabetes Association, *Complete Guide to Diabetes*, 4ª edição, American Diabetes Association, 2005.

Jennie Band-Miller, Kaye Forster-Powell e Stephen Colagiuri, *The New Glucose Revolution*, Hodder, Sydney e Auckland, 2002.

Neal D. Barnard, *The Reverse Diabetes Diet: Control Your Blood Sugar, Repair Insulin Function and Minimise Your Medication – Within Weeks*, Rodale, New York, 2007.

Darryl E. Barnes, com o American College of Sports Medicine, *Action Plan for Diabetes, Your Guide to Controlling Blood Sugar*, Human Kinetics, USA.

Beyond the Basics: Lifestyle Choices for Diabetes Prevention and Management, Canadian Diabetes Association, 2007.

Beyond the Basics: Meal Planning Resource, Canadian Diabetes Association, 2006.

Ann Holzmeister, *Diabetes Carbohydrates and Fat Gram Guide*, 3ª edição, American Diabetes Association.

Anne Daly, Linda M. Delahanty e Judith Wylie-Rosett, *101 Weight Loss Tips for Preventing and Controlling Diabetes*, American Diabetes Association.

Sheri R. Colberg, *The 7-Step Diabetes Fitness Plan*, Marlowe and Company, USA, 2006.

LIVROS DE ALIMENTAÇÃO E CULINÁRIA

As publicações a seguir estão disponíveis na Diabetes Austrália:

- *Enjoyable Eating:* a simple guide to healthy eating.

- *Enjoyable Eating Recipe Folder:* a set of healthy recipes in a binder to which you can add.

- *Enjoyable Eating on a Budget:* a guide to healthy eating on a budget.

Diabetes and Heart Healthy Cookbook contém receitas saudáveis criadas pelo trabalho combinado da American Diabetes Association e da American Heart Association. As doenças cardiovasculares são o número um das complicações relacionadas com a diabetes, e este é um livro de receitas obrigatório para as pessoas com diabetes e com doenças cardíacas.

Take 5: a guide to preparing healthy food using five basic ingredients.

Alan Borushek, *Calorie Counter Plus Carbohydrate and Salt Guide* (ou similar), disponível em farmácias e drogarias.

ORGANIZAÇÕES DE APOIO ÀS PESSOAS COM DIABETES

Austrália

Diabetes Austrália:
Diabetes Austrália é uma organização de membros sem fins lucrativos. Ela fornece apoio e acesso a muitos serviços para pessoas com diabetes.

Há um escritório em cada estado, onde você pode acessar vídeos, livros e produtos, bem como fazer treinamento. Uma revista de circulação nacional, publicada quatro vezes por ano, fornece informações sobre o gerenciamento da diabetes e as últimas pesquisas. Algumas agências estaduais também organizam grupos de apoio local e páginas na internet. Há uma taxa de filiação anual. Telefone 1300 136 588 para saber mais, ou acesse o *site* www.diabetesaustralia.com.au.

The National Diabetes Services Scheme (NDSS)
The National Diabetes Services Scheme apoia as pessoas com diabetes, fornecendo acesso a suprimentos e serviços confiáveis, contribuindo assim para o cuidado com a própria saúde. A NDSS começou em 1987 e é financiada pelo governo australiano. Diabetes Austrália a administra em nome do governo.

O registro é gratuito e os únicos requisitos para se registrar é que você tenha sido diagnosticado com diabetes, que more na Austrália e que tenha ou esteja apto a ter um cartão Medicare.

As pessoas que estão registradas na NDSS podem ter acesso a uma gama de produtos aprovados pelo governo, incluindo:

- tiras de teste subsidiadas;
- seringas e canetas de insulina gratuitas, se você precisar de insulina;
- bombas de infusão de insulina subsidiadas para os inscritos;
- uma gama de serviços e informações.

A NDSS tem agentes em todas as capitais.

Estado/Território	Agentes NDSS
ACT	Diabetes Australia, ACT
NSW	Diabetes Australia, New South Wales
NT	Healthy Living, NT
QLD	Diabetes Australia, Queensland
SA	Diabetes South Australia
TAS	Diabetes Tasmania
VIC	Diabetes Australia, Victoria
WA	Diabetes Australia, Western Australia

Cada agente da NDSS gerencia um número de subagentes que, na maior parte dos casos, estão localizados em farmácias locais. A lista de subagentes em seu estado ou território está disponível em www.ndss.com.au/sub-agents. Alternativamente, você também pode ligar para o NDSS durante o horário comercial a partir de qualquer lugar na Austrália, ao custo de uma chamada local em 1300 136 588, e sua chamada será redirecionada para o agente NDSS mais próximo.

Medicamentos e equipamentos
Suprimentos e equipamentos podem ser obtidos:

National Diabetes Services Scheme (NDSS)
Essa é a forma mais barata de comprar tiras de testes de sangue e urina e outros suprimentos. As inscrições podem ser organizadas por meio da Diabetes Austrália.

Prescrição médica
Uma prescrição médica é obrigatória para comprar todos os medicamentos para diabetes. As tiras para o monitoramento de glicose no sangue e na urina também podem ser fornecidas em farmácias, se você tiver uma receita médica.

Suprimentos sem receita médica
Tiras de teste de glicose no sangue podem ser compradas, mas com preços mais elevados do que os da NDSS ou mediante receita médica.

Medidores
Medidores de glicose no sangue podem ser comprados na Diabetes Austrália, em algumas clínicas e hospitais. Certifique-se de entender como usar e conservar o medidor e saiba o que você deve fazer se os valores de glicose no sangue estiverem muito altos ou muito baixos.

Websites

Há uma série de *sites* úteis que você pode acessar.
www.diabetesaustralia.com.au
Diabetes Austrália

www.diabetesaustralia.com.au/multilingualdiabetes/index.htm
Diabetes Austrália recursos multilíngues

www.realitycheck.org.au
Reality Check: apoio a jovens

www.diabetescounselling.com.au
Orientação e aconselhamento

www.adea.com.au
Para encontrar um orientador credenciado

www.daa.asn.au
Para encontrar um nutricionista

www.apodc.com.au
Para encontrar um podólogo credenciado

www.austroads.com.au
Avaliação física para condutores

www.carersaustralia.com.au
Carers Austrália

www.jdrf.org.au
Juvenile Diabetes Research Foundation

Questões sociais e econômicas
Para situações estressantes prolongadas ou questões sociais insolúveis (problemas familiares, financeiros), procure ajuda profissional. Discuta com seu médico ou equipe médica.

Canadá

Canadian Diabetes Association
A Canadian Diabetes Association oferece uma ampla gama de programas e serviços de educação e informação para ajudá-lo a aprender mais sobre sua doença e conhecer outras pessoas que vivem com ela. A associação tem um *site* útil (www.diabetes.ca) e filiais em todo país.

Nova Zelândia

Diabetes New Zealand
Diabetes New Zealand é a organização nacional que atua pelas pessoas afetadas pelo diabetes. Ela incentiva o apoio local, aumenta a consciência

sobre a diabetes, educa e informa as pessoas, e apoia a pesquisa para o tratamento, prevenção e cura da diabetes. Veja www.diabetes.org.nz para obter informações sobre os serviços, pesquisas recentes, notícias e eventos.

Estados Unidos

American Diabetes Association
A associação é uma organização sem fins lucrativos da área de saúde do país e fornece pesquisas sobre diabetes, informação e apoio. Fundada em 1940, a American Diabetes Association realiza programas educacionais em todos os 50 estados, atingindo centenas de comunidades. Seu *site*, www.diabetes.org, contém uma grande quantidade de informações úteis sobre prevenção, nutrição, perda de peso, programas e pesquisas atuais sobre diabetes.

Central de Atendimento Nacional
A American Diabetes Association dirige um centro nacional de chamadas telefônicas, que fornece informações sobre diabetes e sobre os seus programas e eventos, bem como serviços de apoio. O serviço está disponível em inglês e espanhol.
1-800-DIABETES

Reino Unido

Diabetes UK
Diabetes UK é a maior organização no Reino Unido que trabalha para pessoas com diabetes, financiando pesquisas, campanhas e ajudando as pessoas a viver com a doença. Seu *site* é www.diabetes.org.uk.

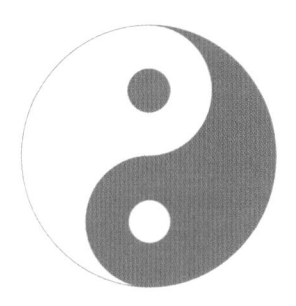

GLOSSÁRIO

Agente hipoglicemiante oral: comprimidos usados para tratar diabetes tipo 2.

Artéria coronária: um vaso sanguíneo que transporta o sangue para o músculo do coração.

Arteriosclerose: as paredes das artérias estão danificadas. Gordura e cálcio se acumulam nas paredes e podem diminuir o fluxo de sangue. Também chamado de aterosclerose e endurecimento das artérias.

A1c: hemoglobina, a proteína vermelha de sangue, com a glicose quimicamente ligada a ela. Também chamada hemoglobina glicosilada, ou HbA1c, que representa o nível médio de glicose no sangue ao longo dos últimos 120 dias, uma medida muito útil de quão bem controlado o diabetes está.

Carboidrato: um nutriente nos alimentos que fornece energia para o corpo. Os carboidratos incluem açúcares, amidos e fibras (volumosos) encontrados em alimentos como frutas, leite, cereais, vegetais ricos em amido e pão.

Cetona: substância química formada pela quebra de gorduras do corpo. Isso pode ser perigoso em grandes quantidades.

Cetonúria: o termo usado para descrever cetonas na urina.

Diabetes Infantil: agora conhecida como diabetes tipo 1. Também chamada de Diabetes Mellitus insulinodependente.

Diabetes Mellitus insulinodependente: agora conhecida como diabetes tipo 1. Também chamada de Diabetes Infantil.

Diabetes Mellitus não insulinodependente: agora conhecida como diabetes tipo 2. Também chamada de Diabetes da Idade Adulta.

Diabetes na Idade Adulta: agora conhecida como diabetes tipo 2. Também chamada de Diabetes Mellitus não insulinodependente.

Diabetes tipo 1 e tipo 2: as duas formas principais de diabetes. No tipo 1, nenhuma insulina é produzida; a tipo 2 é caracterizada pela resistência à insulina e pela insulina insuficiente para vencer a resistência.

Glicosúria: a presença da glicose (açúcar) na urina.

Glucagon: um hormônio produzido no pâncreas. Isso faz com que a glicose armazenada (glicogênio) saia do fígado para a corrente sanguínea, para ser usada como energia. O glucagon pode ser administrado como uma injeção se a hipoglicemia provocar inconsciência.

Hemoglobina: a proteína de ferro de cor vermelha que carrega oxigênio nas células vermelhas.

Hemoglobina glicolisada: Veja *A1c*.

Microalbuminúria: pequenas quantidades de proteína (albumina) na urina. Um alerta precoce de danos nos rins.

Nefropatia: danos nos rins.

Neuropatia: danos nos nervos.

Retinopatia: danos aos vasos sanguíneos na parte posterior do olho.

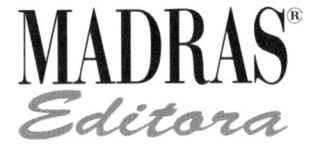

MADRAS® Editora — CADASTRO/MALA DIRETA

Envie este cadastro preenchido e passará a receber informações dos nossos lançamentos, nas áreas que determinar.

Nome _____
RG _____ CPF _____
Endereço Residencial _____
Bairro _____ Cidade _____ Estado _____
CEP _____ Fone _____
E-mail _____
Sexo ❑ Fem. ❑ Masc.   Nascimento _____
Profissão _____ Escolaridade (Nível/Curso) _____

Você compra livros:
❑ livrarias   ❑ feiras   ❑ telefone   ❑ Sedex livro (reembolso postal mais rápido)
❑ outros: _____

Quais os tipos de literatura que você lê:
❑ Jurídicos   ❑ Pedagogia   ❑ Business   ❑ Romances/espíritas
❑ Esoterismo   ❑ Psicologia ❑ Saúde   ❑ Espíritas/doutrinas
❑ Bruxaria   ❑ Autoajuda   ❑ Maçonaria   ❑ Outros:

Qual a sua opinião a respeito desta obra? _____
_____

Indique amigos que gostariam de receber MALA DIRETA:
Nome _____
Endereço Residencial _____
Bairro _____ Cidade _____ CEP _____

Nome do livro adquirido: Tai Chi para Diabetes

Para receber catálogos, lista de preços e outras informações, escreva para:

MADRAS EDITORA LTDA.
Rua Paulo Gonçalves, 88 – Santana – 02403-020 – São Paulo/SP
Caixa Postal 12183 – CEP 02013-970 – SP
Tel.: (11) 2281-5555 – Fax.:(11) 2959-3090
www.madras.com.br

Este livro foi composto em Times New Roman, corpo 11,5/13.
Papel Offset 75g
Impressão e Acabamento
Orgráfic Gráfica e Editora — Rua Freguesia de Poiares, 133 —
Vila Carmozina — São Paulo/SP — CEP 08290-440 —
Tel.: (011) 3522-6368 — orcamento@orgrafic.com.br